由首爾
告訴你的
神奇視力運動

國家圖書館出版品預行編目（CIP）資料

由首爾大學教授告訴你的神奇視力運動 / 申阮均作；陳慧瑜譯.--

初版. -- 新北市：香港商亮光文化有限公司台灣分公司，

2022.10

　面； 公分.

譯自：The amazing exercise of the eyesight

ISBN 978-626-95445-8-5 （精裝）

1. CST：眼科 2. CST：視力保健 3. CST：健康法

416.7　　　　　　　　　　　　　　　　　　　　　　111013760

由首爾大學教授告訴你的神奇視力運動

서울대 교수가 알려 주는 신기한 시력 운동

作者	申阮均　신완균
繪圖	Han Nal
譯者	陳慧瑜
出版	香港商亮光文化有限公司 台灣分公司
	Enlighten & Fish Ltd (HK) Taiwan Branch
主編	林慶儀

設計/製作	亮光文創有限公司
地址	新北市新莊區中信街178號21樓之5
電話	（886）85228773
傳真	（886）85228771
電郵	info@enlightenfish.com.tw
網址	signer.com.hk
Facebook	www.facebook.com/TWenlightenfish

出版日期	二〇二二年十月初版

ISBN	978-626-95445-8-5
定價	NTD$380 / HKD$128

The Amazing Exercise of the Eyesight © 2021 by SHIN WAN GYOON

All rights reserved

First published in Korea in 2021 by Midnight Bookstore

This translation rights arranged with Midnight Bookstore

Through Shinwon Agency Co., Seoul

Traditional Chinese translation rights © 2022 by ENLIGHTEN & FISH LIMITED (HK) TAIWAN BRANCH

本書原名為 서울대 교수가 알려 주는 신기한 시력 운동 ，作者申阮均

本書原版由韓國심야책방出版，繁體中文版由韓國信元版權代理授權香港商亮光文化有限公司（台灣分公司）出版。

此版本於台灣印製 Printed in Taiwan

由首爾大學教授
告訴你的
神奇視力運動

文字 / 視力回復研究所所長、首爾大學名譽教授申阮均
繪圖 / Han Nal　　譯者 / 陳慧瑜

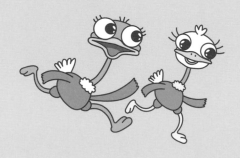

亮光文化

老少咸宜
又 妙趣橫生 的
護眼魔法書

　　「眼睛」被稱為靈魂之窗，也可說是人體的第二個頭腦，其重要性可見一斑。現今的孩子是生於網路原生Z世代，多螢的載具數、超載的訊息量都讓大家的眼睛過度使用而耗損，班級戴眼鏡的孩童更是不在少數，我們不禁期待：是否可以搶救視力呢？視力真的可以恢復嗎？

　　我們在坊間或網路上常常可找到，號稱對視力有神奇療效的書籍或所謂專家的看法，也因此讓家長們趨之若鶩！坦白說，剛接到出版社推薦序的邀請時，以我有長年「高度近視」的經驗來說，對此療效抱以強烈的懷疑：不開刀、不矯正，只要實踐眼球運動，就會有如此驚人的效果嗎？

　　來自韓國首爾大學名譽教授申阮均的這本新作，帶來讓人意外的驚喜，原來搶救視力的書也可以適合孩童閱

讀。申教授在書中以鴕鳥的超強視力專長穿針引線，加上淺顯易懂的眼球構造說明，搭配活潑生動的圖畫遊戲，最後輔以實際可行的眼球運動，讓整本書成為老少咸宜的護眼魔法書！

　　其中，讓我最驚豔的就是這一幅幅的視力運動圖畫，提供我們多元的實體練習：遠近交互看、跟線動一動、按照順序走、逃出平面和3D迷宮，後面再加上多樣化的「找出」情境設定：詞彙、圖形、物品、圖案、事物、被藏起來的東西等，如同在玩電動一樣的過關概念，創造出妙趣橫生的「大家來找碴」遊戲。

　　《神奇視力運動》一書的介紹方式，到底是否真的有視力回復的神奇效果？也許難以給予對錯的答案，但是我在搶先試讀的當下，的確舒緩了用眼過度的疲勞感，達到適度的護眼效果，因此推薦親子一起體驗這與眾不同的閱讀旅程！

臺北市特殊優良教師、親子天下教育創新領袖

陳建榮

視力會讓
所有的事情不再一樣！
當我們視力變好，
視野也能更廣。

我記得小女兒還是嬰兒時期時，一開始是看不清楚的，我每天都會用黑白卡在她床邊逗她，其實就是要讓她每天有一些視覺刺激，幫助她漸漸看清楚，總是很期待她可以和我有更多的互動。

但隨著兩個孩子的年齡增長，視覺刺激越來越多甚至是過多時，很有可能一不小心視力就會惡化，像大兒子已經近視了，發現這對他未來的學習也多少受影響，在生活上也帶來許多不便。

平時無論是看書、看電視，都會稍加留意孩子們是否有保持距離，就連室內的燈光都盡量以明亮為主。像現在玩露營，也是希望能陪伴孩子一起走出戶外，享受陽光和大自然的滋養！每個父母都很希望孩子沒有近視最好，但怎麼維持就要靠平時的運動和遊戲來讓眼睛變好囉！

推薦大家這本很可愛又可以親子共讀、共玩的好書，裡面的小遊戲像連我是大人也覺得很好玩！以玩樂的方式，讓眼部放鬆、鍛鍊眼力，裡面的圖案也都好可愛很吸引孩子；雖然書裡寫每日五分鐘，但有時真的很好玩就繼續玩下去停不下來呢！

　　想要擊敗惡視力，身為父母我們都有責任喔！

律師娘

林靜如

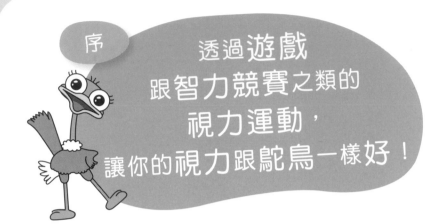

透過遊戲
跟智力競賽之類的
視力運動，
讓你的視力跟鴕鳥一樣好！

　　眼睛可以說是我們身體中最重要的一部分。我們的大腦中有40%的腦細胞跟眼睛相連結，而眼睛跟腦部的連接迴路——神經節細胞就有297個。同時，80%的外部資訊幾乎都是進到眼睛之後，透過大腦來傳達辨別的。也就是說，眼睛可以說是我們的小大腦。好的視力可以開發大腦，並提升腦力。但這也意味著，眼睛疲勞時，大腦也會跟著疲勞，眼睛不好時，大腦可能也會跟著變不好。

　　視力有25的鴕鳥，可以看見前方20公里以內的東西，這非常有助於牠們保護自己不受猛獸的侵害。鴕鳥之所以視力會這麼好，主要是為了生存的緣故。鴕鳥是恐龍的後代，雖然是鳥，卻不會飛。儘管牠們身形高大、力量強、跑得快，但若想從肉食動物手中生存下來，最重要的其實是在於，是否能夠快速發覺意圖攻擊自己的動物，因此牠們的視力才會如此發達。

這本書的遊戲或智力競賽之類的視力運動、眼部肌肉運動等，是藉由研究視力好的鴕鳥而研發出來的。視力回復運動就跟其他運動一樣，必須要持續做才有意義，因此我將視力運動以遊戲跟智力競賽的方式呈現，讓各位在閱讀的時候不會覺得無聊，並在任何時候都可以趣味的方式進行。

　　雖然這種視力運動也可以讓大人的眼睛變好，但在幼年時期做視力運動對眼睛和腦部的開發是最好的。特別是韓國自幼年就近視的比例較世界其他各國都高，約有58％的人使用眼鏡（包含隱形眼鏡）。甚至近期的統計資料顯示，10個青少年當中就有8人有近視的情況。（編注：台灣近視的人口比例全球第一高，小一生就有二成近視。）

　　視力回復研究所透過各式各樣的視力回復運動，讓你的眼睛在變壞到需要戴眼睛之前，或是即使已經戴了眼鏡，但為了不讓眼睛變得更糟，我們研究了各種方法，讓視力可以一點一點自然變好。你可以按照這本書，放鬆緊張的眼睛肌肉、供給水分。當眼睛的血液循環順暢時，各位小朋友的視力就有很大的機率可以回到原本好的視力！視力提升也會自然而然地讓腦力提升！要記住喔！

視力回復研究所所長
申阮均

目錄

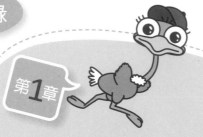

為了擁有好視力，你必須知道的事

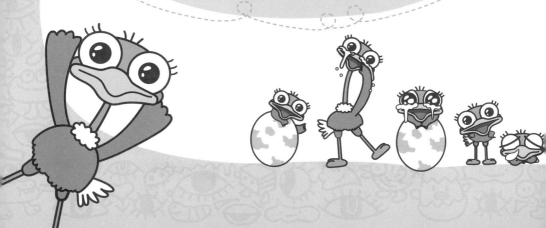

第2章

讓眼睛變好的視力運動
基礎篇

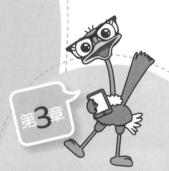

第3章

讓眼睛變好的視力運動
實踐篇

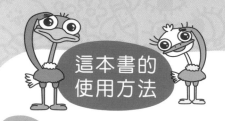

這本書的使用方法

第1章 **為了擁有好視力，你必須知道的事**

在第1章，我簡單整理出為了長久維持良好視力、恢復變糟的視力，你必須要知道的事情。我們會一邊仔細探討為什麼健康的眼睛很重要，看東西的眼睛構造跟大腦之間的關係等，一邊說明提升視力的方法。在挑戰第2、3章的視力運動之前，請一定要先閱讀過。

第2章 **讓眼睛變好的視力運動──基礎篇**

這是看起來像遊戲或智力競賽一樣，可以調整眼睛肌肉跟焦距的運動。我們挑選出簡單又可以像遊戲一樣享受，且在做的同時能幫助回復視力的運動。

視力運動名稱

視力運動的效果及運動方法說明

視力運動方法的舉例說明

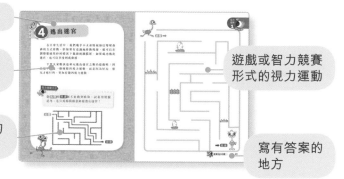

遊戲或智力競賽形式的視力運動

寫有答案的地方

第3章 **讓眼睛變好的視力運動──實踐篇**

有88運動、射箭運動、十字運動等「眼部肌肉運動」。一天5分鐘，每天反覆運動，視力會漸漸變好。此外，維持角膜水分的運動和按摩，也會很有幫助。

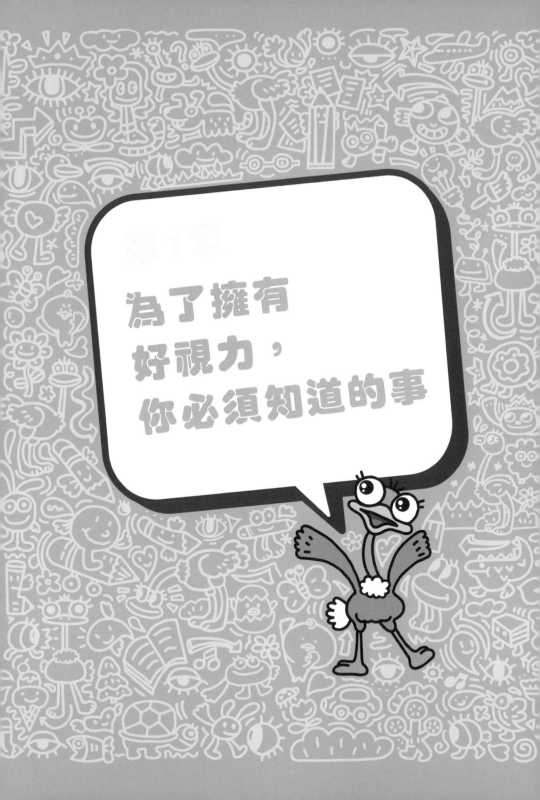

第1章

為了擁有
好視力，
你必須知道的事

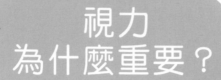

視力
為什麼重要？

眼睛是我們平常
必須使用的珍貴存在，
視力會讓所有事物都不一樣！

　　近年來，動不動就看網路或手機已成為我們的日常，因此眼睛變不好的情形也很多。當你一個人坐在書桌前讀書時可能沒意識到，但若是跟很多人待在同一個空間、一起看同樣距離的東西時，就會特別顯示出視力的重要性。

　　在學校也是一樣，就算聽不太清楚老師說的內容，只要看黑板上寫的文字，也可以大概掌握相關的資訊。好比說，老師在黑板上寫「家通」（譯註：家長通知單）、「請確認家通。」結果你誤聽成「請確認『Kakotalk[1]』。」視力好的同學就算聽成「Kakotalk」，如果看到黑板上面寫的「家通」，就可以理解老師是在說什麼了。但是視力不好的同學看不太清楚，就把聽到的理解成錯誤的內容，等待不會來的Kakotalk訊息，而不是去確認家長通知單。

這種狀況雖然只是一個例子，但好的視力除了這種狀況之外，也會在日常生活中不知不覺對各種行為造成不同程度的影響。

　　視力不好的人應該會經常聽到人家說，都不好好打招呼之類的話吧。因為沒有認出靠近自己的人，以為是陌生人，結果就直接走掉了。這雖然只是小事，卻可能因為這樣的事情持續累積，導致那個孩子或同學受到錯誤的評價。

　　因此維持好的視力、讓視力更好，是比想像中還要更重要的事情。那麼我們先來簡單了解一下，眼睛的構造跟各個器官負責的工作吧！

---

[1] 韓國人普遍使用的類似WhatsApp、line的通訊軟體，音近「家通」。

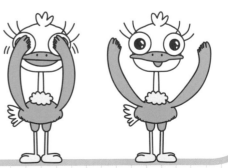

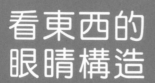

看東西的眼睛構造

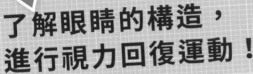

了解眼睛的構造，進行視力回復運動！

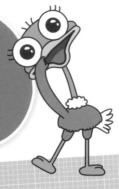

角膜

角膜是位於虹膜跟瞳孔前面的透明膜。它可以保護眼球，並讓眼球維持在濕潤的狀態，並讓一定程度的光線通過並折射。

瞳孔

瞳孔是指虹膜中間圓形模樣的空間。如果接收的光太亮，它會為了減少光進來的量而變小；如果太暗，則會為了讓更多的光進入而變大。

虹膜

虹膜的模樣就像扁平的甜甜圈，是位於角膜跟水晶體之間的膜。它可以調整光進入的瞳孔大小，並調節進入眼睛的光量。眼珠的顏色會根據虹膜的顏色而有所不同。

睫狀體

睫狀體有對應焦距的肌肉，可以調整接收光的水晶體厚度。

水晶體

水晶體的模樣如凸透鏡，位於眼睛裡的前段位置。能聚集光線並改變厚度，讓在遠方的物體及在近距離物體的焦距，能正確對準視網膜以凝聚成像。

視網膜

視網膜會將眼睛看到的事物凝聚成像，是眼睛最裡面的透明神經組織，也是視覺細胞最多的地方。它有透明十層構造的膜，卻只有0.5公厘厚，擔任跟電影院螢幕、相機底片一樣的成像角色。

玻璃體

玻璃體是比蛋白稍微堅硬，像果凍一樣柔軟透明的物質。填滿眼睛內部並維持眼睛的形狀。

視神經

視神經會將視網膜上的視覺資訊，轉換成電子資訊傳達到腦部，並讓適度的光線通過並折射。

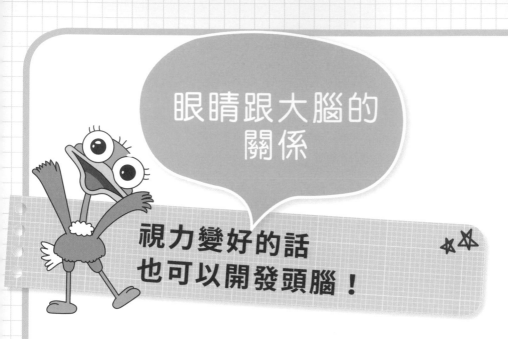

眼睛跟大腦的關係

視力變好的話也可以開發頭腦！

　　我們知道的資訊有80%是透過眼睛看到的。眼睛可是連結了40%的腦神經細胞喔！我們最新得知，連接眼睛跟大腦的迴路，也就是神經節細胞，共有297個，而且還可能更多。因此眼睛獲得的資訊愈多，頭腦的活動量也會加大；眼睛獲得的資訊愈少，代表腦部的活動也會減少。

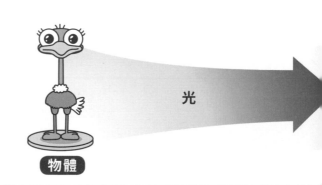

光

物體

美國密西根大學研究團隊分析625位住在美國的老人10年間的醫療紀錄，結果顯示，保養視力跟沒保養視力的老人比起來，得到老人失智的機率少了64％。這表示眼睛變好的話，對於活化腦部也會帶來許多影響。因此如果從開始常用眼睛的國小時期開始做視力回復運動，除了眼睛會變好之外，也可以自然而然地做腦部發展運動。

　　我們並不常在日常生活中刻意將視線以彎彎曲曲的方式移動，因此有意識地移動視線、調整眼睛焦距，可以刺激腦部。大腦裡為了掌握眼睛接收的視覺資訊，會工作一定的時間，讓腦細胞發展。反覆進行這些過程時，大腦為了讓工作更有效率，會發展已經適應的腦細胞，並可能根據需要再製造腦細胞。

　　因此我們讓視力變好的運動，不僅可以讓眼睛變好，也是能同時刺激並發展腦部的運動。

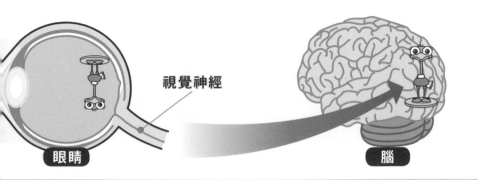

視覺神經

眼睛

腦

維持視力的關鍵

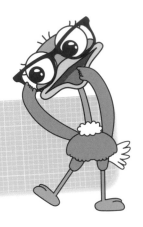

只要了解關鍵，眼睛就不會再變糟！

1.眼睛的水分

我們的眼睛是利用眼淚來讓眼睛維持一定的水分。眼淚會在眼皮眨眼時形成，就像擦玻璃窗一樣擦拭角膜，來擋住細菌或清潔眼睛。如果眼睛的水分不夠，就可能會產生各種眼睛的疾病。為了維持眼睛的水分，請試著做第3章維持角膜的水分運動吧！

2.阻斷藍光

雖然一定要有光，我們才能用眼睛看見事物，但如果光線的量太大，反而會給視網膜，特別是黃斑部帶來傷害。尤其是電子產品發出的藍光，光的波長短、穿透性強，更會刺

激眼睛，看久了視網膜可能會產生巨大傷害。儘管視網膜如果受傷就無法再復原，但多吃提供抗氧化物質的營養素，像抗氧化劑，對眼睛的健康也有幫助。代表性的抗氧化物質有葉黃素、蝦紅素、玉米黃素、鋅、維他命C跟維他命E等。

3.改善血流量

　　眼睛有很多神經細胞。因此有很多微血管，血也必須在各個血管內順暢流動。如果希望讓血管內的血流動，能調整到維持一定的順暢度，營養素的補給就十分重要，就跟我們要吃飯才有力氣、才能讀書差不多。含有對眼睛好的營養素食物有菠菜、蘿蔔、藍莓、鮭魚等等。眼睛的血流順暢時，眼睛就會得到充足的氧氣，變得更加明亮。你可以試試看第3章增加血流量的按摩喔！

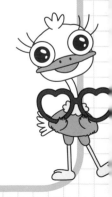

對眼睛好的環境跟習慣

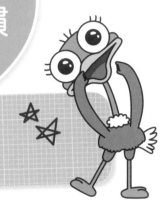

為了健康眼睛的三種生活守則！

我們如果對日常生活的環境更用心，眼睛就會愈健康。

1 **18度**

維持室內溫度攝氏18度、濕度60%

維持室內溫度為攝氏18度，或使用加濕器讓濕度保持在60%的話，就可以減少眼球乾燥，並預防出現眼睛乾燥症狀的「乾眼症」。

30~40cm

2 跟書保持30～40公分、跟電視保持2.5公尺以上

如果一直凝視近處，眼睛的水晶體就會變厚，並產生看不清楚遠處事物的近視。在家裡也盡量養成維持適度距離看的習慣，讓眼睛在看東西的同時不會過於疲勞。

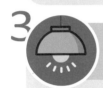

3 室內活動時保持燈光明亮

眼睛觀看時若跟周圍環境的明亮度差距過大，眼睛會容易感到疲勞。我們很常發生看的電視畫面或手機畫面明亮，周圍卻很暗之類的情況。這時就必須讓周圍變亮，減少眼睛的疲勞感。

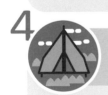

4 充分享受室外活動

充分吸收陽光可以製造維他命D，並分泌出神經傳達物質多巴胺，抑制近視的可能性。因此只要有機會，不妨到室外活動筋骨，同時養成健康的眼睛吧！

如果視力跟視力王鴕鳥一樣好的話該有多好？

用跟鴕鳥一樣的生活習慣運動讓眼睛變好吧！

　　一般人的平均視力約為1.0～1.2左右。如果觀察全世界眼睛最好的人，我們可以看到蒙古遊牧民族是3.0、西藏遊牧民族是4.0、義大利西西里漁夫是5.0、泰國摩根族是8.0。這些民族主要是生活在寬廣的草原或大海，並養成了觀看遠處的生活習慣。

西藏遊牧民族
視力4.0
可視距離7km

蒙古遊牧民族
視力3.0
可視距離7km

義大利西西里漁夫
視力5.0
可視距離7km

泰國摩根族
視力8.0

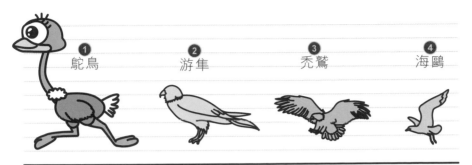

❶ 鴕鳥	❷ 游隼	❸ 禿鷲	❹ 海鷗
視力25.0 可視距離20km	視力9.0 可視距離10km	視力5.0 可視距離7 10km	視力5.0 可視距離7 10km

　　住在陸地上的動物中，視力最好的動物正是「鴕鳥」。據說鴕鳥的視力約25，人類的話一般則認為2.0已算是視力很好的了，這也顯示鴕鳥的視力超過一般人的視力整整10倍。甚至還好過泰國摩根族有3倍之多。據說如果視力是25，可以看得到5公里以外的汽車車號。

　　鴕鳥為什麼視力會這麼好？由於鴕鳥不會飛，所以為了能盡快逃離對牠們造成威脅的動物，牠們會經常凝視遠方。

　　如果視力可以跟動物中擁有最棒視力的鴕鳥一樣，該多好呢？

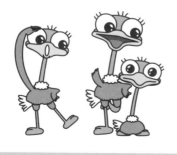

如果視力
可以跟視力王
鴕鳥一樣好的話
該有多好？

　　視力好的動物—鴕鳥跟視力好的人類有個共通點，就是他們都有會凝視遠處、對準眼睛的焦距看遠方的生活習慣。

　　這本書裡的視力運動、智力競賽跟遊戲，就是為了讓你可以養成這種習慣而研發出來的。眼睛肌肉的運動也是一樣。此外，這些遊戲跟智力競賽也是為了讓你能夠以開心的方式進行所組成的。

　　不僅視力變好，還很好玩！一起來挑戰看看讓眼睛變好的視力運動吧！

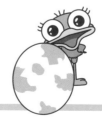

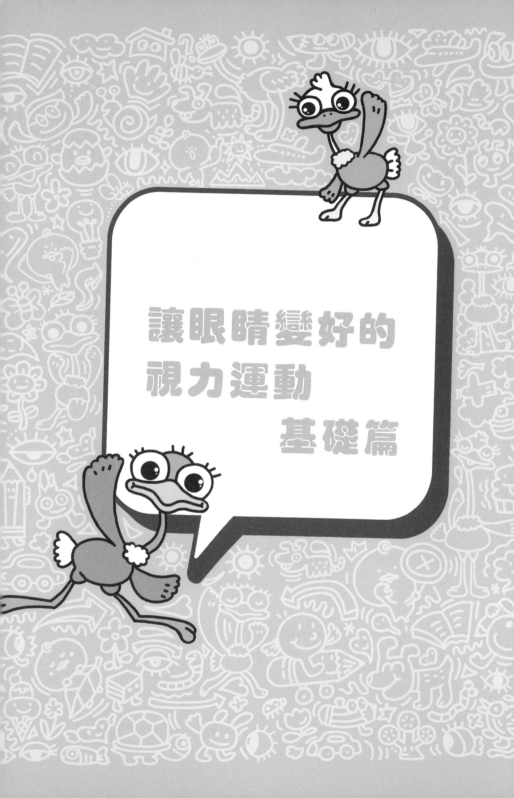

讓眼睛變好的
視力運動
　　　基礎篇

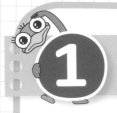

1 交互看遠處跟近處

這個運動需交互看圖中的遠處跟近處。請先重複看十次,每次3秒。交互看有遠近距離感覺的照片,可以刺激調整焦距的睫狀體。

視力運動方法

請交互看遠處跟近處。兩隻鴕鳥分別在遠處跟近處,只要交互看這兩隻鴕鳥即可。請重複十次,每次3秒。

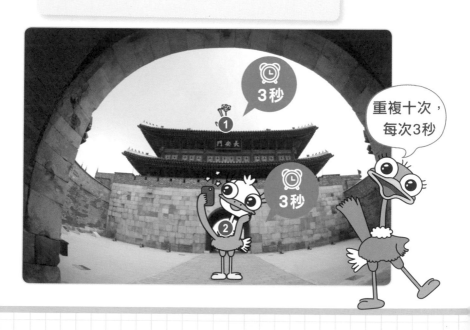

呆呆凝視這種有遠近感的照片時，眼睛肌肉的緊張感會放鬆，消除眼睛的疲勞。如果重複看三次、每次10秒，就可以看到這樣的效果。前面看過的照片可以用這個方法再看一次。

視力運動方法

　　請交互看遠處跟近處。兩隻鴕鳥分別在遠處跟近處，只要交互看這兩隻鴕鳥即可。請重複三次，每次10秒。

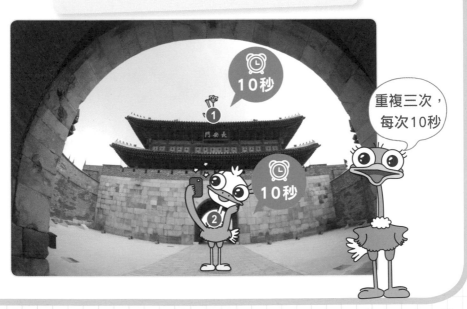

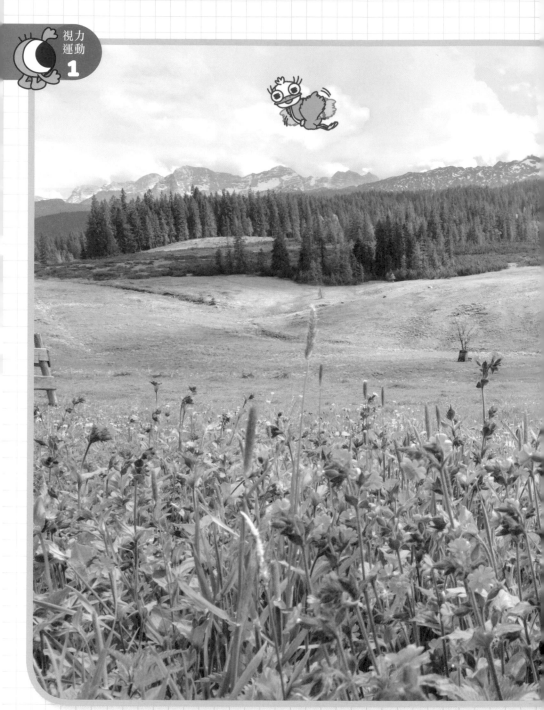

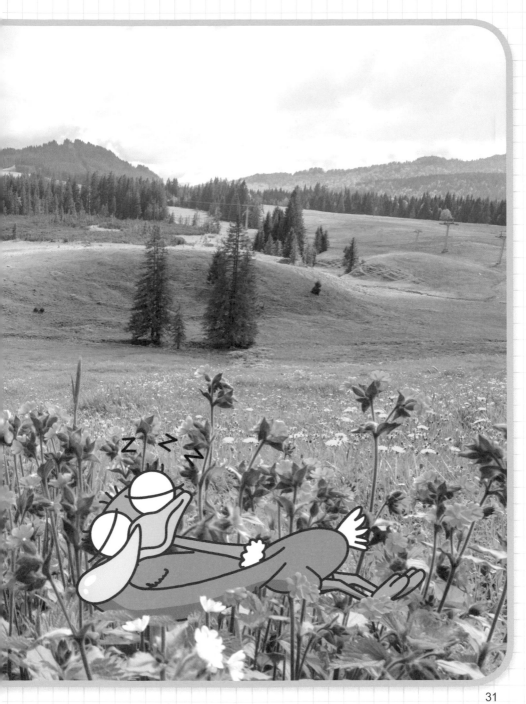

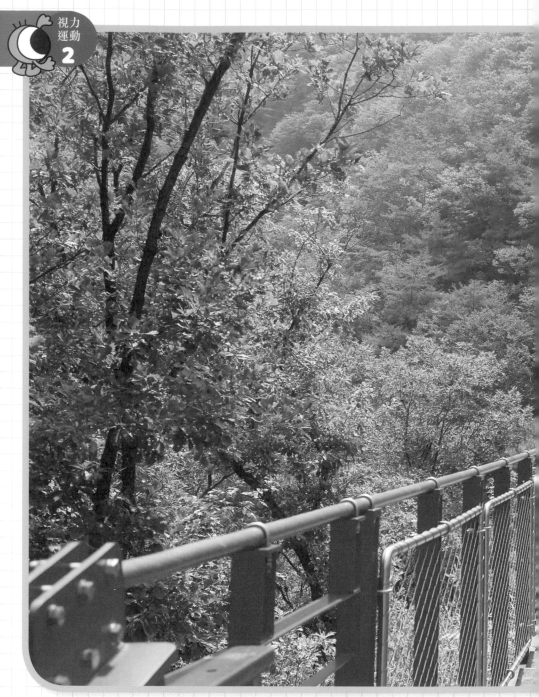

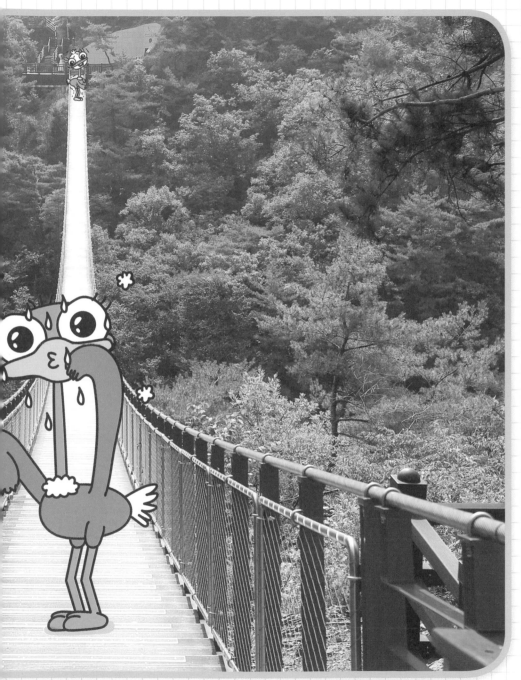

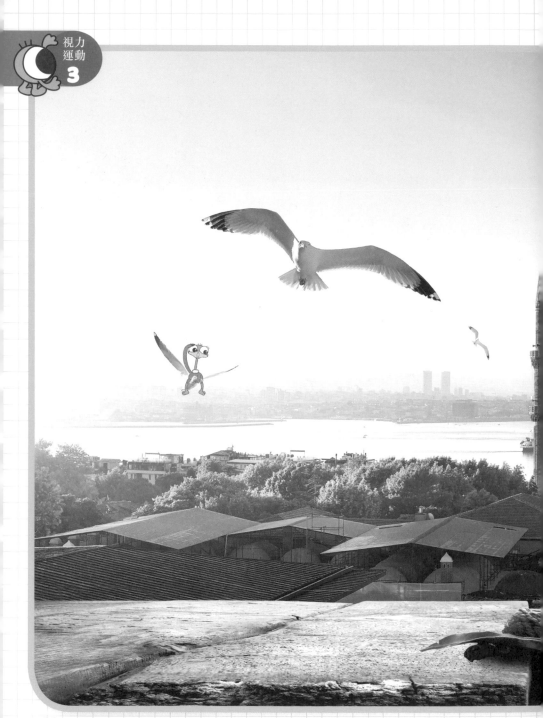

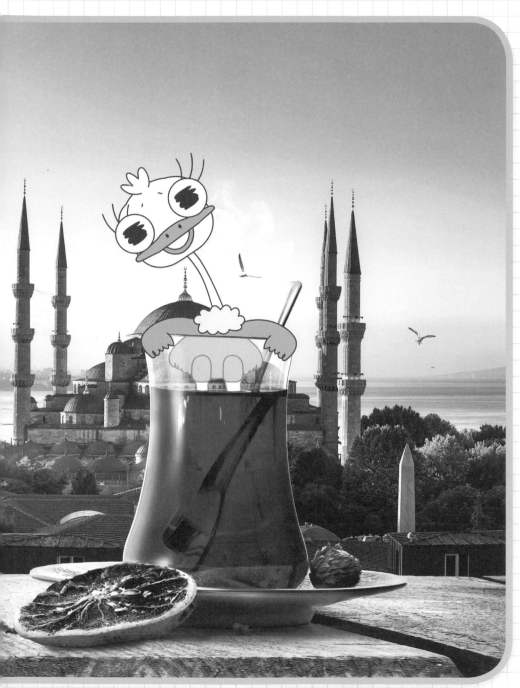

② 跟著線

　　跟著線移動視線，除了視力之外，也能幫助提升讀字／行的閱讀能力或專注力。一開始自然地跟著線移動視線，習慣之後加快速度，漸漸變快並反覆運動。

視力運動方法

　　從**出發**到**抵達**間，只用你的眼睛跟著線移動，並請不要移動你的臉部！如果到了**抵達**，再重新移動到**出發**。反覆來回時請漸漸加快速度練習。

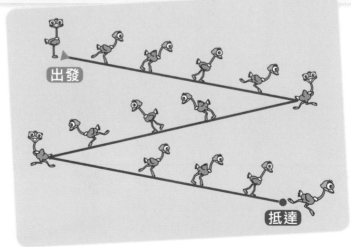

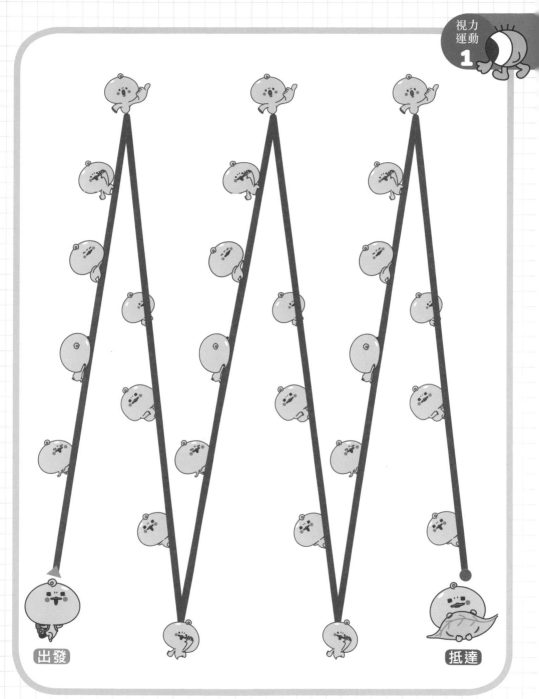

出發

抵達

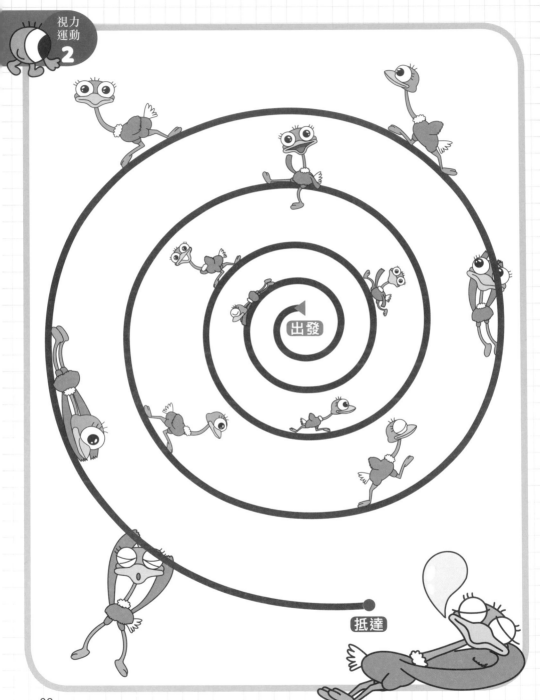

出發

抵達

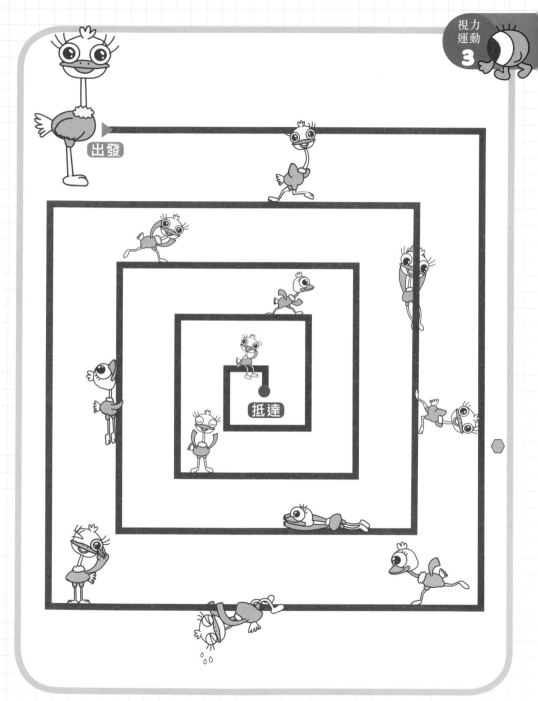

出發

抵達

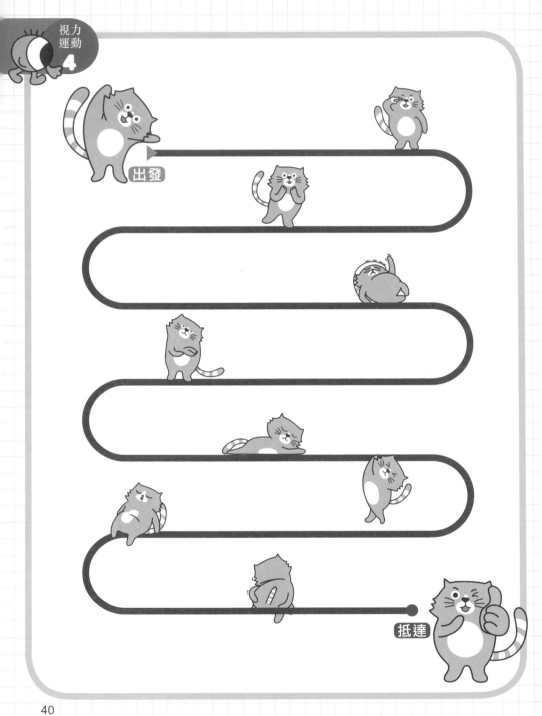

出發

抵達

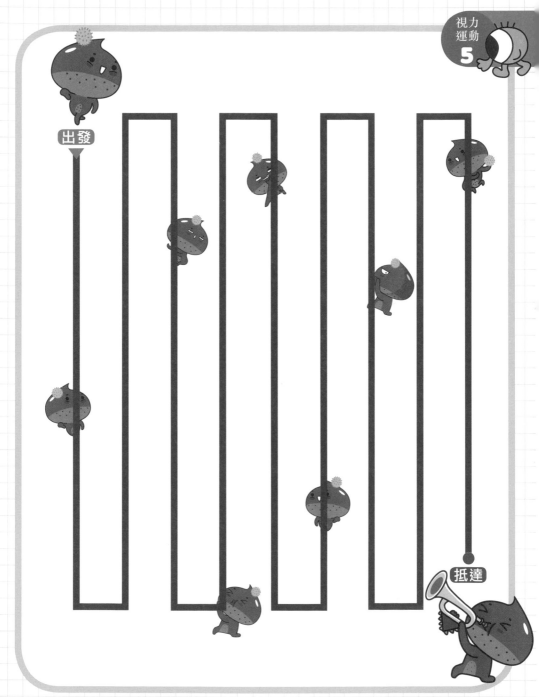

出發

抵達

3 按照順序走

　　視線在移來移去的同時，每次都需對準焦距，因此可以訓練負責調節眼睛焦距的睫狀體肌肉。

　　此外，若是讓眼球按照散落四處的1到30的數字或注音符號等的順序移動，除了視覺之外也需要感知能力，因此可以自然同時進行腦部運動。

視力運動方法

只動眼珠、不要移動臉部，按照數字的順序移動。如果可以按照順序走的種類有兩種，那就兩種都試試看。

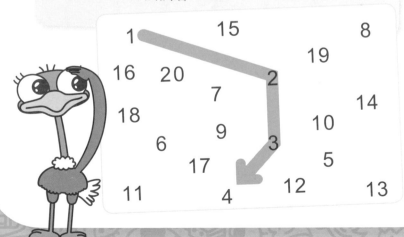

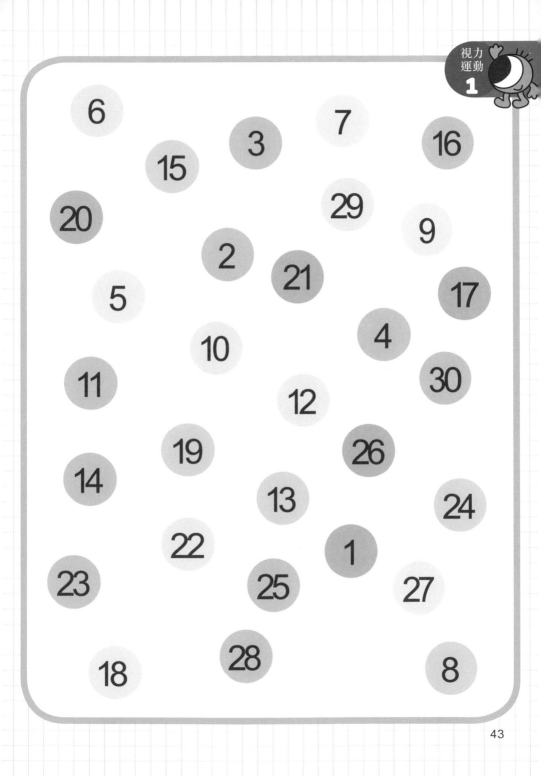

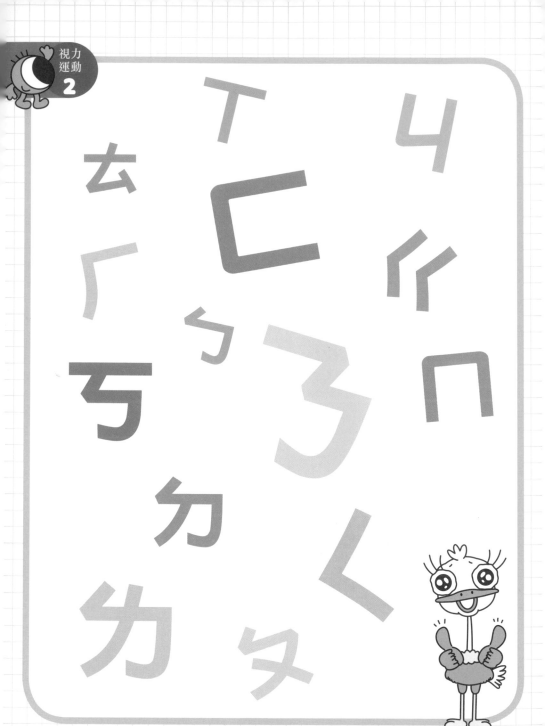

x w g y
j f n d
h s a r l
v m e t
o c
z i p
u b q
k

✚ 請按照順序看注音、大寫字母。

Q ㄊ ㄚ ㄅ

ㄟ ㄈ C

ㄌ I M Z

F B ㄇ

S ㄉ X ㄆ

O P ㄈ ㄒ

J A U

R

G W ㄅ

L ３ V D

E N H

K T ４

4 逃出迷宮

在日常生活中，我們幾乎不太會將視線以彎彎曲曲的方式移動。但如果有意識地移動視線，就可以在調整眼睛焦距的情況下協助刺激腦部。如果成功逃出迷宮，也可以享受到成就感。

平常大家應該也會玩逃出迷宮之類的遊戲吧？因此這不會是一個硬做的視力運動，而是因為好玩、想玩才進行的，更加有趣的視力運動。

視力運動方法

從 **出發** 到 **抵達** 都不要動到臉部，試著用頭腦思考，並只用眼睛順著路線逃出迷宮！

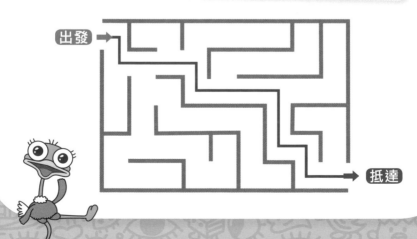

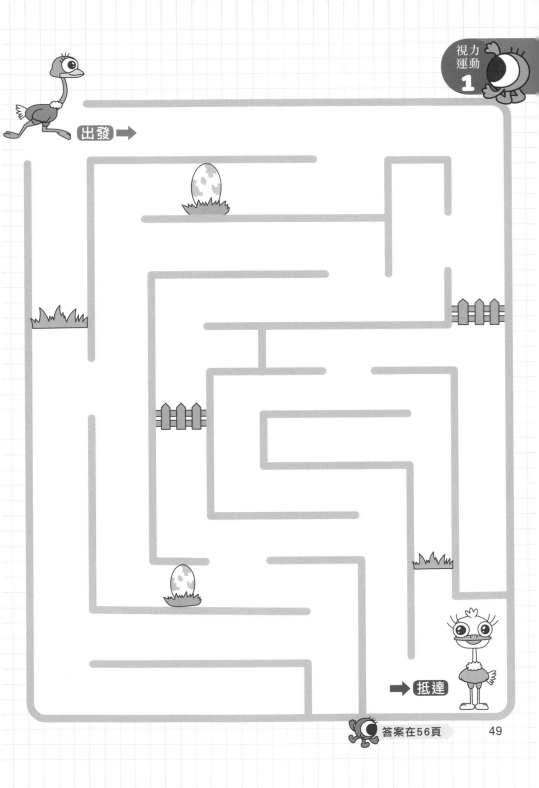

出發 ➡

➡ 抵達

答案在56頁

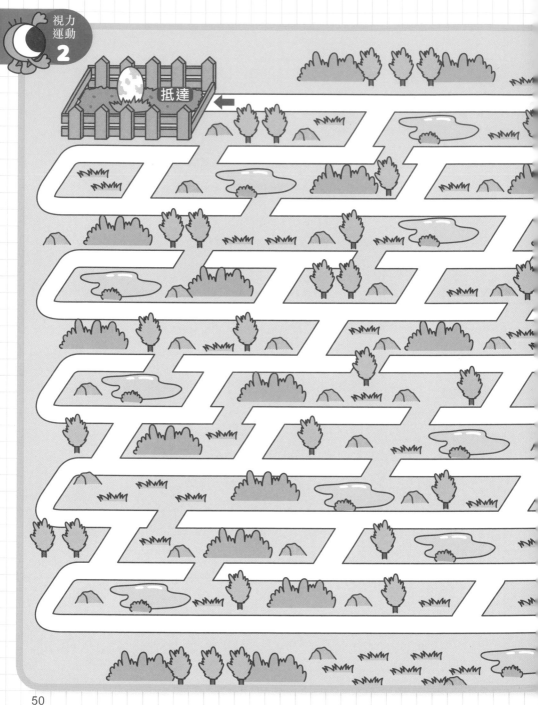

抵達

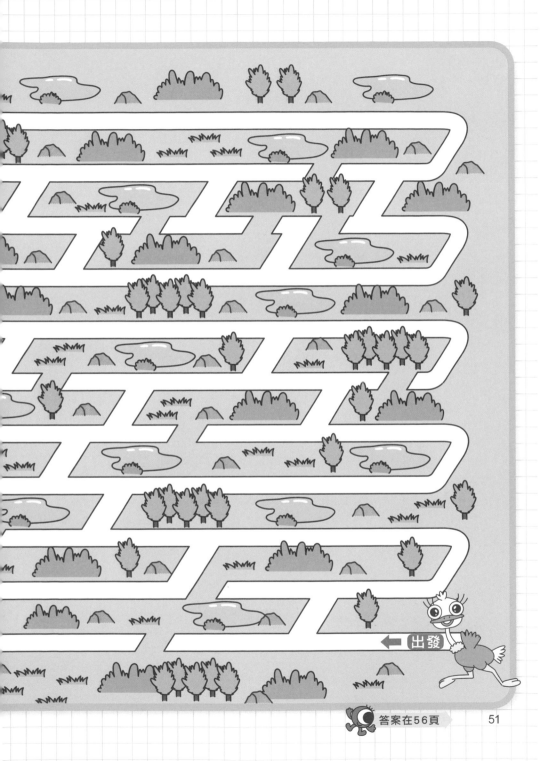

出發 ←

答案在56頁

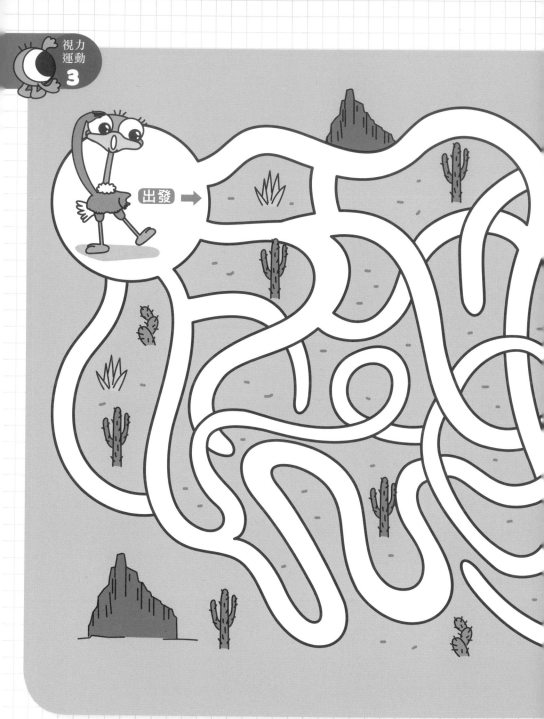

出發

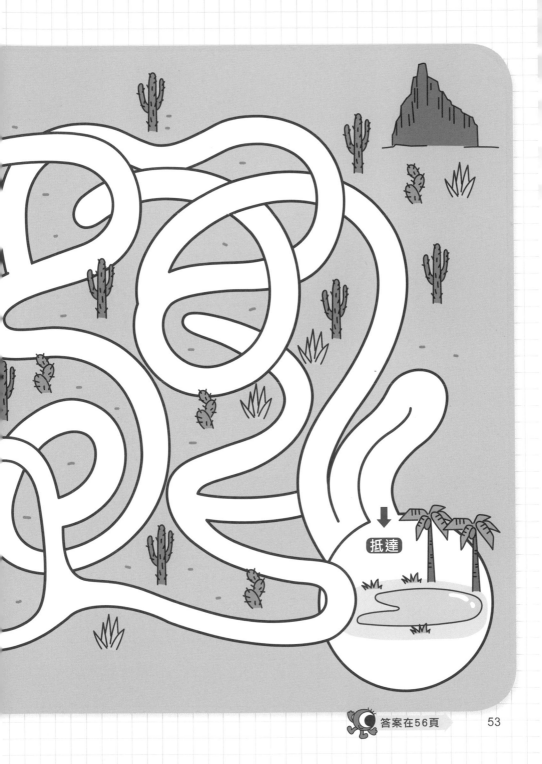

抵達

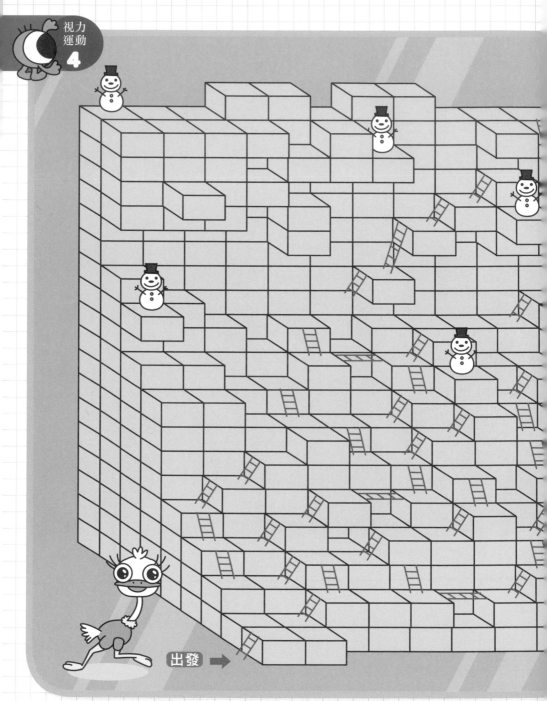

出發 ➡

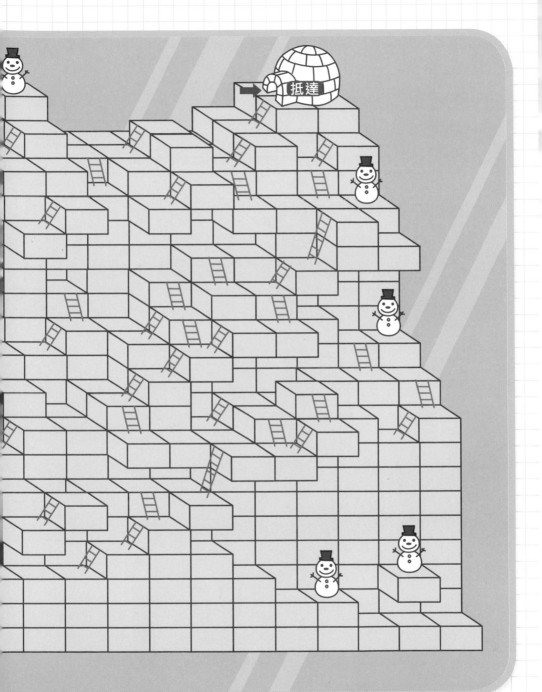

抵達

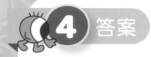

49頁

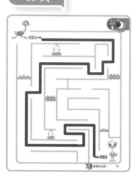

50-51頁

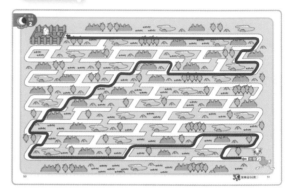

52-53頁

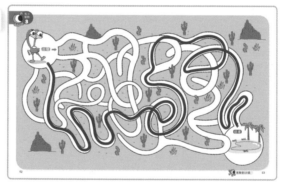

54-55頁

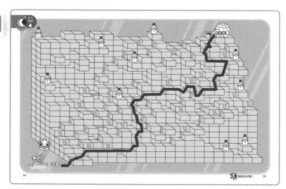

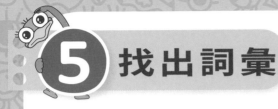

5 找出詞彙

　　如果想在許多詞彙裡找出一個指定的詞彙，就必須要專心搜尋字才行。因此也可以培養專注力跟辨識能力。特別的是你必須個別認得數個詞彙，並連結起來，而不是只認一個詞彙，所以更可以發展腦部。

　　此外，一個一個專注地觀察會收拉眼球內外的肌肉，可以得到跟按摩眼睛一樣的效果，你可以一邊滾動眼球，一邊鍛鍊眼睛的肌肉。

視力運動方法

請在四散的文字中尋找「電影」！如果有格子的話，不能找分開的，而必須找連在一起的詞彙。

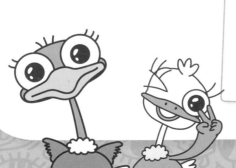

電影

店 風 佃 粉 景 電 穎 長 宇 惝
墊 長 記 殿 影 澱 電
子 穎 記 宇 長 店 景 穎
澱 墊 風 佃 穎 電 宇
景 店 電 澱 殿 宇 記
粉 長 惝 長 電 宇 景 佃
墊 穎 佃 宇 景 殿 宇 子
澱 子 粉 電 穎 惝 長
景 電 穎 風 記 墊 店 農

請找出一個詞彙。

駝鳥

蔦　駝　　陀　　　　烏　　　　駄
駱　駝　　　　　　駝　　　烏　　島
　駱　　島　　駄　　　陀　　駝
　　　駝　　　蔦　陀　　　　烏
　蔦　鳴　駝　　鳴　烏　　　　　陀
　　　　駱　　　　蔦　駝　　　　島
　島　蔦　駝　　　駱　　駝　　駱
　　　駄　　　　烏　駝　駝　　　駝
　　鳴　　　　陀　　　駄　　　鳴　烏
駱　　　駱　島　島　　鳴
烏　鳴　駄　　陀　駄
　　　蔦　駝

答案在62頁

❋ 請找出數個詞彙。

相機

相	廂	幾	箱	幾	想	幾	廂	相
廂	機	幾	湘	想	幾	機	幾	想
想	幾	湘	廂	相	幾	廂	想	箱
幾	廂	機	幾	相	廂	箱	幾	廂
廂	湘	想	箱	廂	機	相	廂	幾
幾	湘	幾	廂	想	廂	幾	湘	湘
廂	廂	想	相	幾	廂	箱	箱	想
幾	廂	機	廂	箱	幾	想	廂	想
廂	幾	湘	箱	想	幾	機	鄉	鄉

答案在62頁

➕ 請盡可能找出國家的名字。

捷	麥	韓	尚	不	多	拉	地	大	愛
幾	泰	國	卡	島	根	摩	納	哥	沙
阿	愛	奧	馬	俄	拉	洛	利	來	尼
地	臘	孟	地	亞	羅	哥	倫	比	亞
束	尼	加	拉	瓜	塞	斯	法	美	塞
克	阿	拉	伯	聯	合	大	公	國	拜
幾	富	爾	亞	蒙	寨	黎	巴	嫩	然
芬	汗	路	巴	拿	馬	加	拿	大	古
廷	亞	基	多	尼	內	斯	利	英	拉
斯	斯	拉	脫	維	亞	瓜	中	國	達
坦	國	廷	葉	朗	曼	萊	非	協	克
安	爾	利	意	亞	度	門	亞	剛	根

宏	士	哈	古	斯	勒	希	羅	多	亞
啡	伊	克	巴	拉	圭	巴	馬	其	頓
克	羅	埃	西	亞	約	肯	尼	克	以
可	爾	及	利	亞	馬	泊	亞	納	別
馬	阿	拉	法	馬	爾	地	夫	冰	澳
來	匈	烏	干	達	他	南	茲	比	厄
西	班	牙	買	加	印	敘	宏	智	阿
亞	尼	色	利	斯	比	利	伊	海	丹
旦	尼	印	保	加	利	亞	內	亞	汶
列	日	本	亞	果	時	越	蘭	林	埔
迦	都	海	蘇	利	南	利	大	瑞	士
亞	伊	不	丹	巴	非	阿	哥	典	大

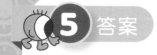

58頁

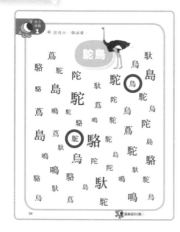

視力體操 1　請找出一個詞彙

駝鳥

58　　答案在第62頁

59頁

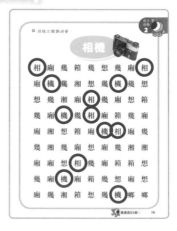

視力體操 2　請找出兩個詞彙

相機

59　　答案在第62頁

60-61頁

視力體操 3　請遊可能找出國家的名字。

捷	麥	韓	尚	不	多	拉	地	大	愛	宏	士	哈	古	斯	勒	希	羅	多	亞
幾	泰	國	卡	島	根	摩	納	哥	沙	非	伊	克	巴	拉	圭	馬	其	頓	以
阿	愛	奧	馬	拉	亞	洛	倫	來	尼	克	羅	埃	西	約	尼	尼	克	冰	別
地	臘	孟	地	拉	哥	哥	法	美	亞	阿	爾	及	利	泊	亞	馬	夫	比	澳
束	尼	加	拉	瓜	塞	斯	公	國	塞	馬	阿	拉	鳥	地	法	爾	茲	智	厄
克	幾	富	爾	亞	合	大	巴	嫩	拜	來	匈	干	班	南	他	印	宏	海	丹
芬	富	爾	亞	蒙	馬	黎	寨	大	然	西	牙	買	斯	加	斯	比	伊	亞	汶
廷	汗	路	巴	拿	拿	馬	加	古	古	亞	尼	利	保	果	加	利	蘭	林	埔
斯	亞	基	多	尼	利	內	利	英	拉	旦	色	日	亞	斯	利	時	大	瑞	士
坦	斯	拉	脫	維	尼	斯	中	國	達	列	印	本	丹	蘇	非	會	哥	典	大
安	國	爾	利	意	亞	瓜	非	協	克	迦	尼	海	丹	巴		阿	哥		

60　　答案在62頁　　61

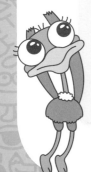

6 找出圖形

　　請在看起來類似的圖形中找出一模一樣的圖形。由於看起來相似，找的時候必須好好對準眼睛的焦距來看看、做比較，因此可以做移動水晶體的肌肉運動。這時跟前面做過的「找出詞彙」運動一樣，看著圖形、確認，進行找出同樣事物的認知活動，並利用視覺上的資訊來判斷。這個活動除了視力運動外，也可同時做腦部的運動。

視力運動方法

　　把臉固定起來，只移動眼睛，將同樣的圖形配對，或是找出其他圖形。也就是說，找出兩個同樣的圖形，或是找出一個不一樣的圖形。一開始可以就只是找就好，之後可試著在15秒內找出。

範例

請找出跟範例一樣的圖形組。

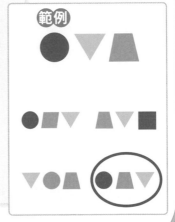

範例

⊕ 請找出跟範例一樣的圖形組。

範例

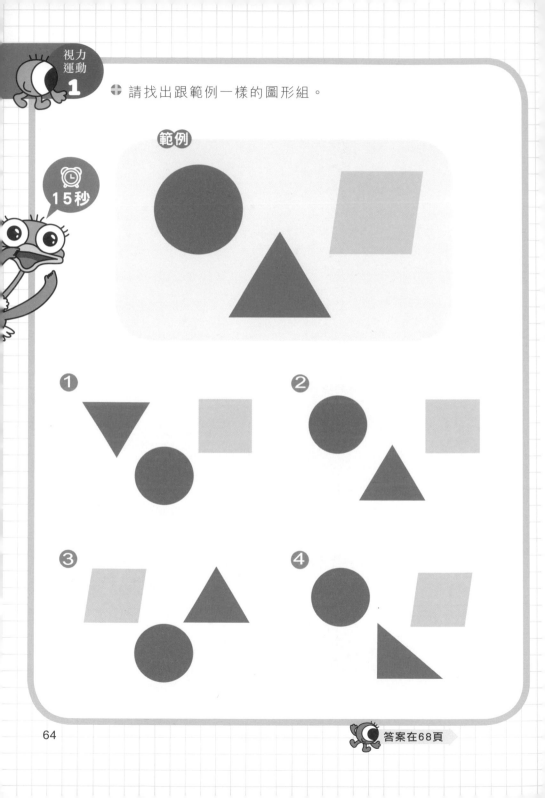

⏰
15秒

① ② ③ ④

答案在68頁

✱ 請找出圖形、配置跟順序全部相同的組別。

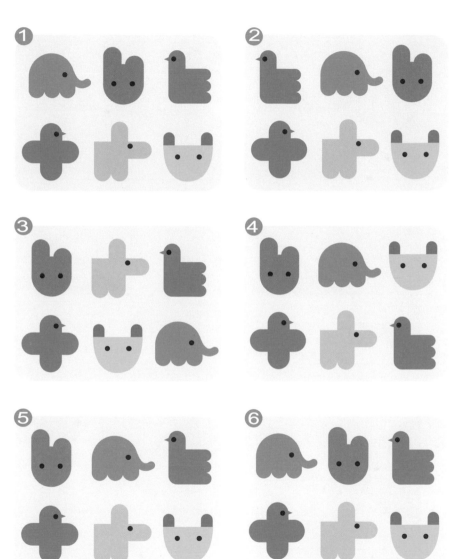

❋ 請找出圖形、配置跟順序全部相同的組別。

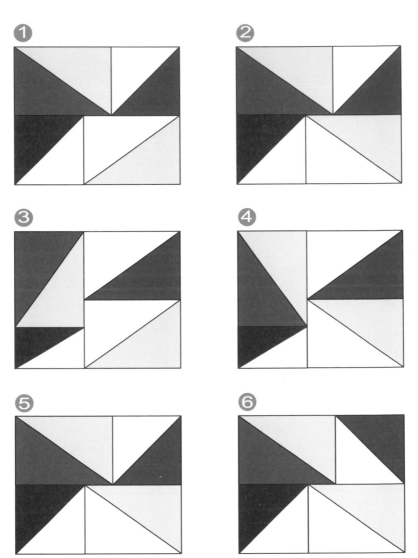

❶　　　　　　　❷

❸　　　　　　　❹

❺　　　　　　　❻

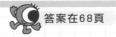
答案在68頁

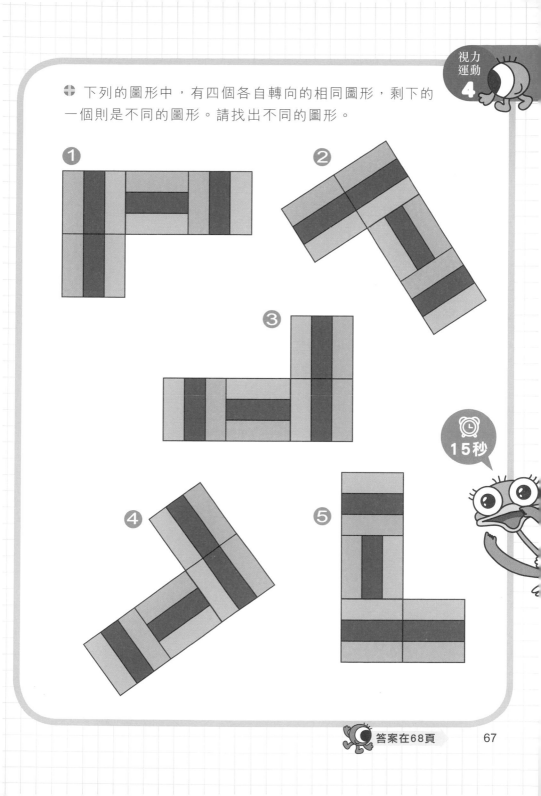

下列的圖形中，有四個各自轉向的相同圖形，剩下的一個則是不同的圖形。請找出不同的圖形。

① ② ③ ④ ⑤

15秒

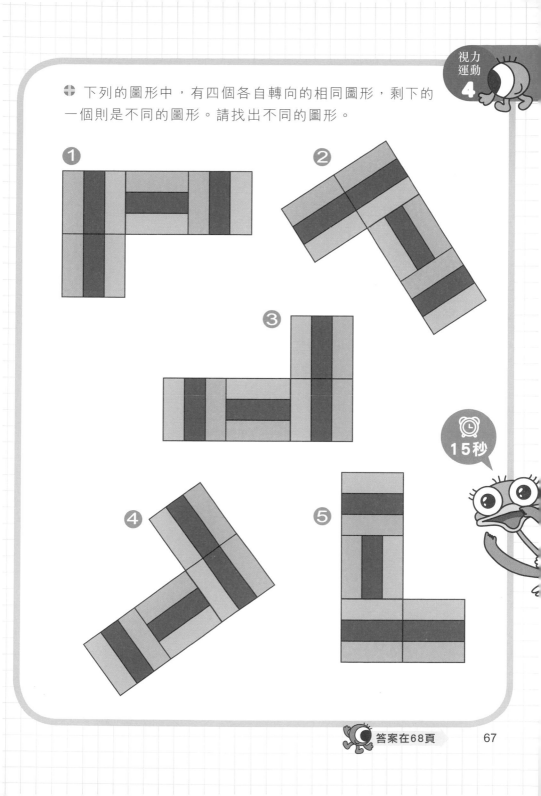

視力運動 4

答案在68頁

67

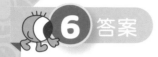

 3號 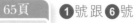 **1**號 跟 **6**號

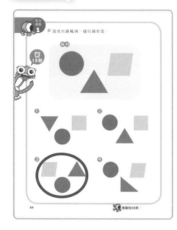

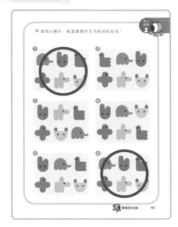

66頁 **2**號 跟 **5**號 67頁 **4**號

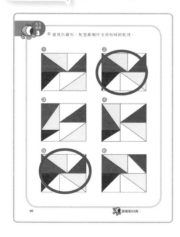

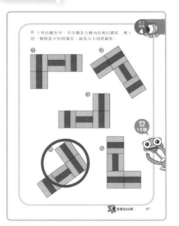

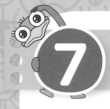

7 找出指定物品

你應該很常玩那種要在很多事物或圖片中，找出指定物品的智力遊戲吧？這種遊戲必須記住要找的東西特徵，然後在各式各樣的模樣跟顏色之間尋找。由於我們必須把要找的東西記下來，因此可以發展大腦裡負責短期記憶的部分。提示裡的圖有些複雜，你必須比較各個特徵，找出相同的東西。這可以讓眼睛的肌肉運動，同時也能活化腦部。

視力運動方法

臉部固定，只移動眼睛，在各式各樣的圖當中找出 **藍框** 內的東西。

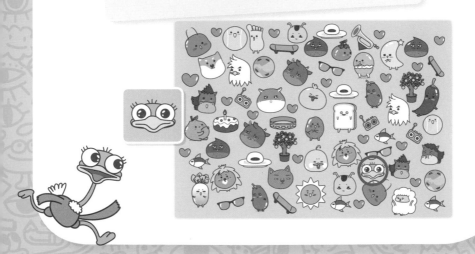

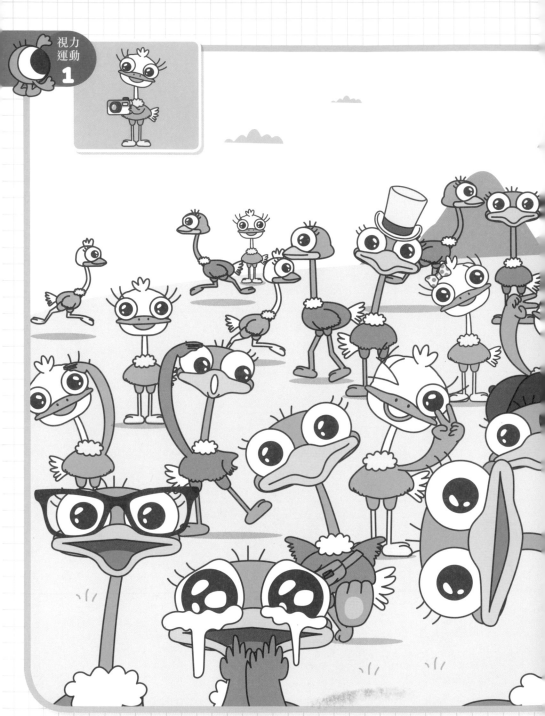

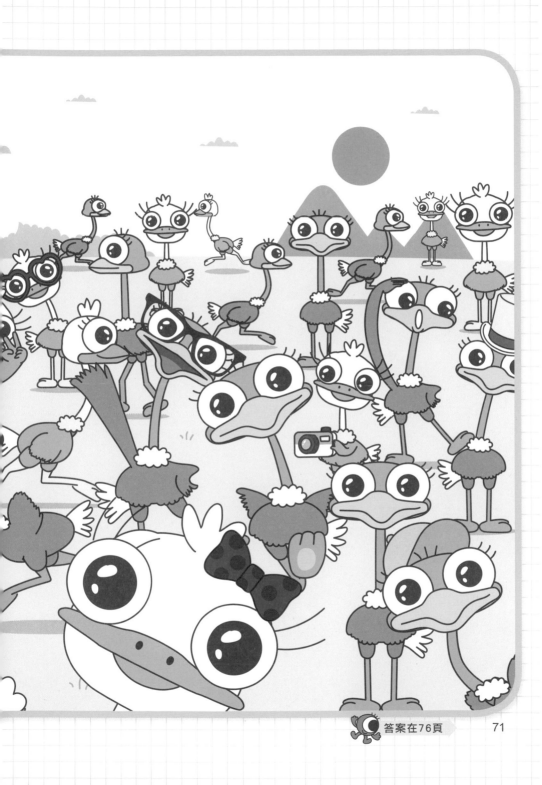

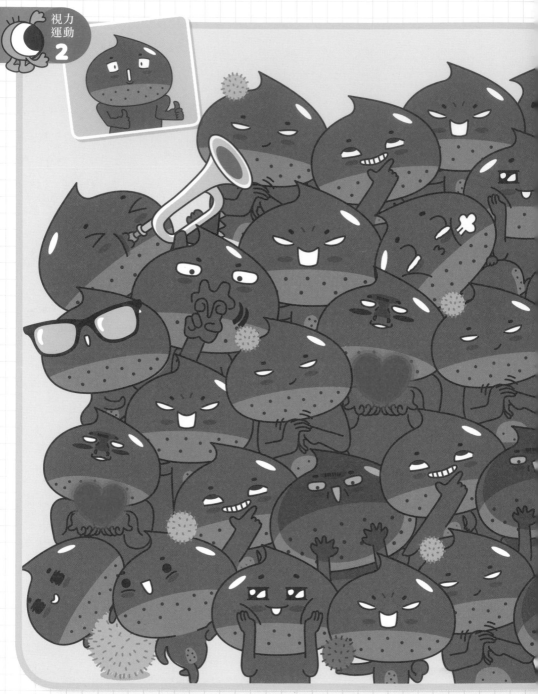

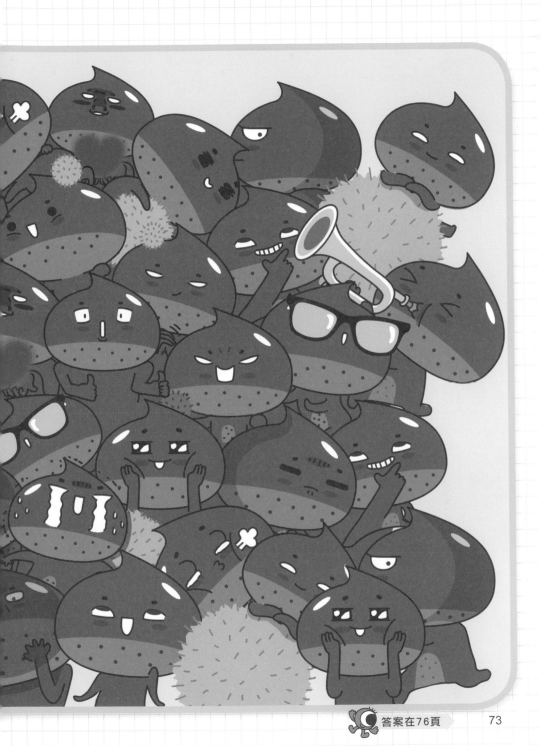

答案在76頁

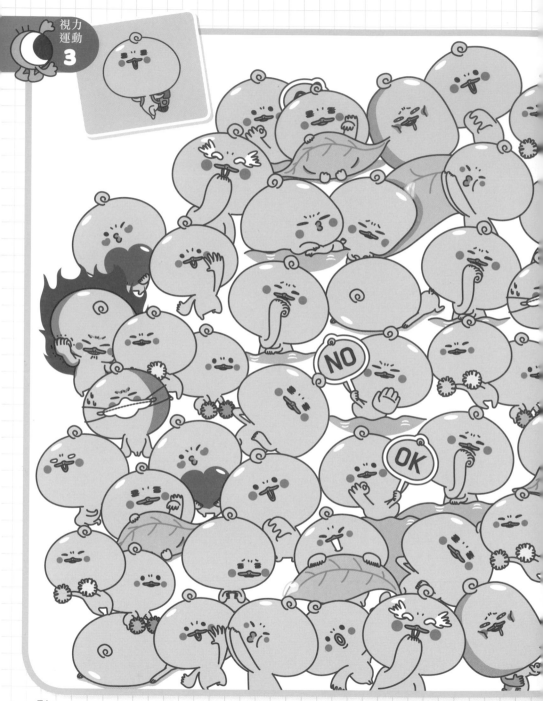

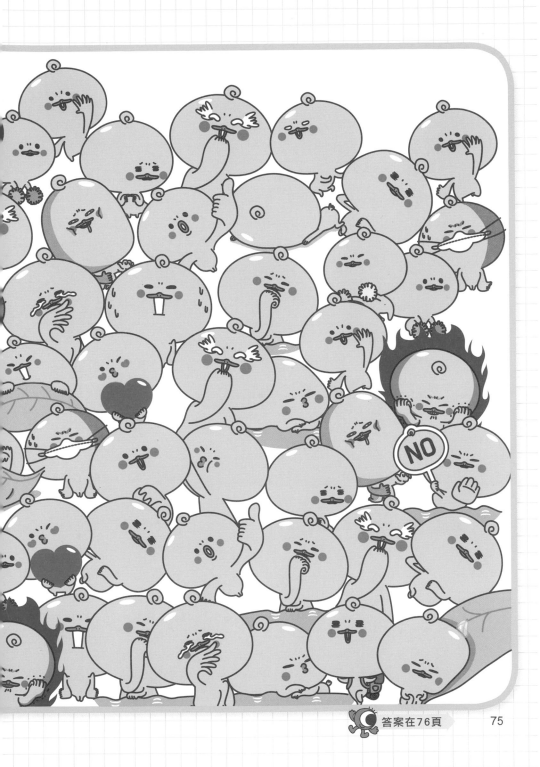

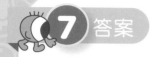

70-71頁

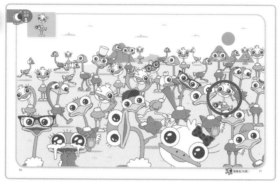

72-73頁

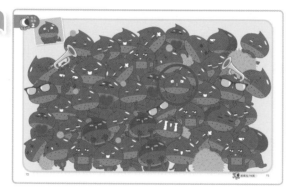

74-75頁

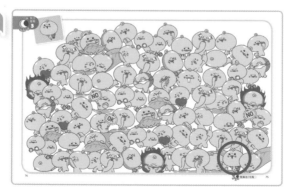

8 找出不同的圖片

　　要快速找出不同處是有技巧的。把腰挺直,盡量不要動到脖子,只移動眼球來觀察圖片,這樣才可以看到圖片的整體,並且快速找出圖片中相互不同的地方。此外,你會移動眼睛的肌肉,這將有助於視力回復。

　　從下一章開始會有兩個圖片。兩個圖片中相互不同的地方有七個。請用眼睛找出不同的地方。

視力運動方法

　　比較左邊跟右邊的圖片,找出不同的地方。請不要移動臉,只用眼睛來尋找。

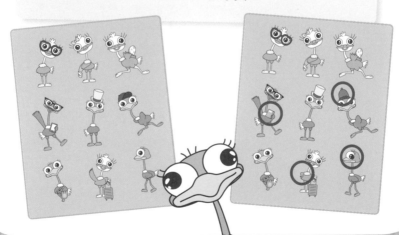

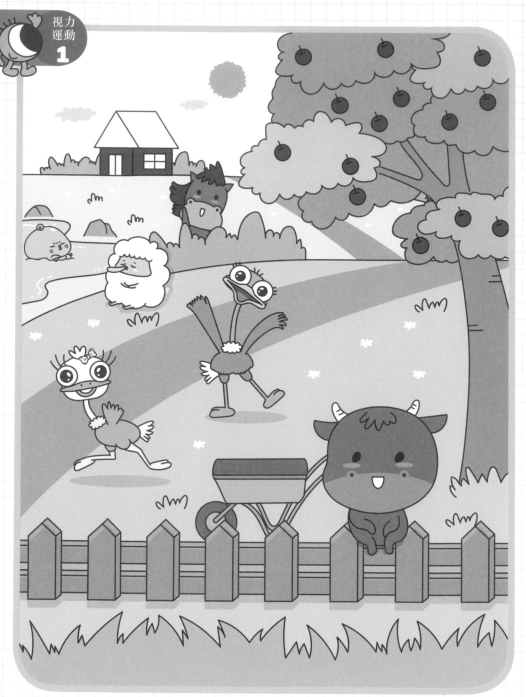

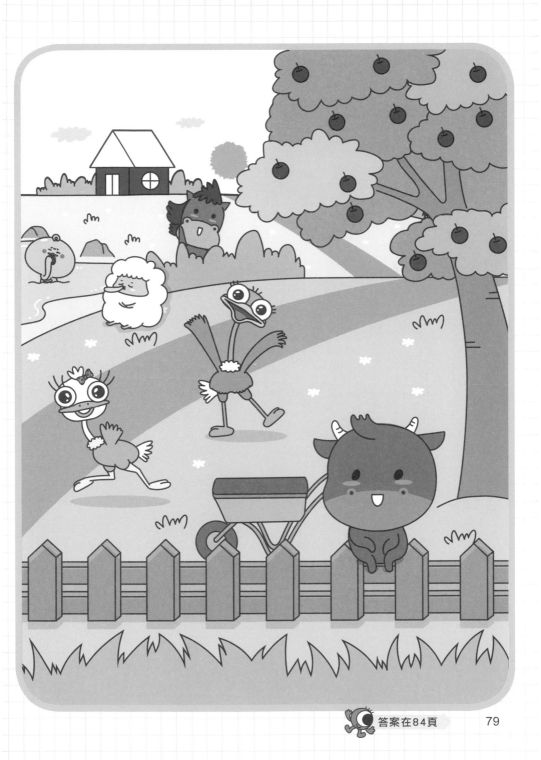

答案在84頁

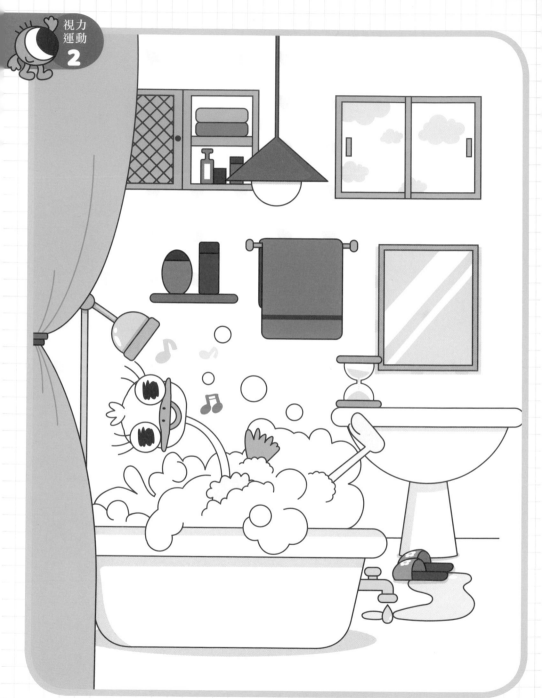

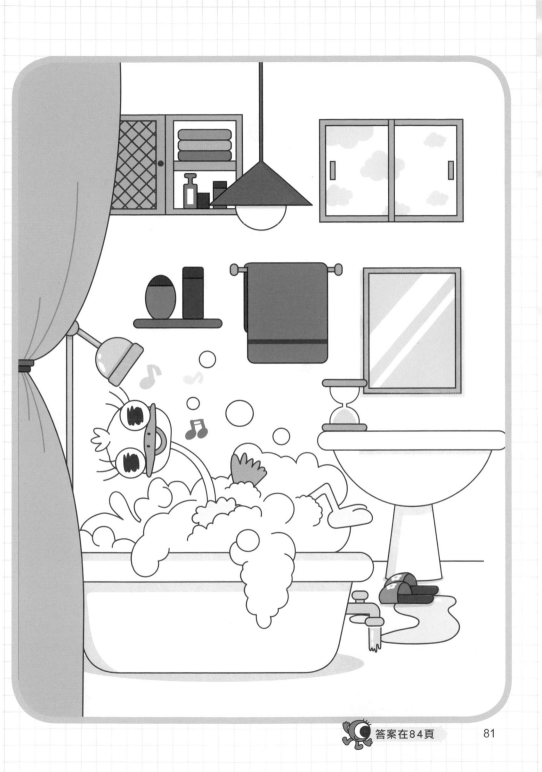

答案在84頁

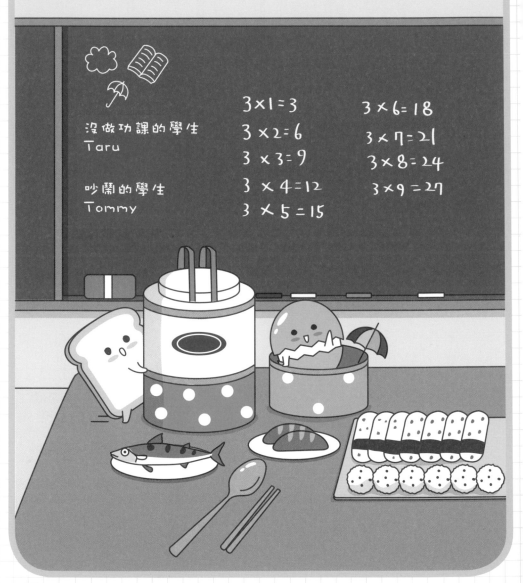

沒做功課的學生
Taru

吵鬧的學生
Tommy

$3 \times 1 = 3$
$3 \times 2 = 6$
$3 \times 3 = 9$
$3 \times 4 = 12$
$3 \times 5 = 15$

$3 \times 6 = 18$
$3 \times 7 = 21$
$3 \times 8 = 24$
$3 \times 9 = 27$

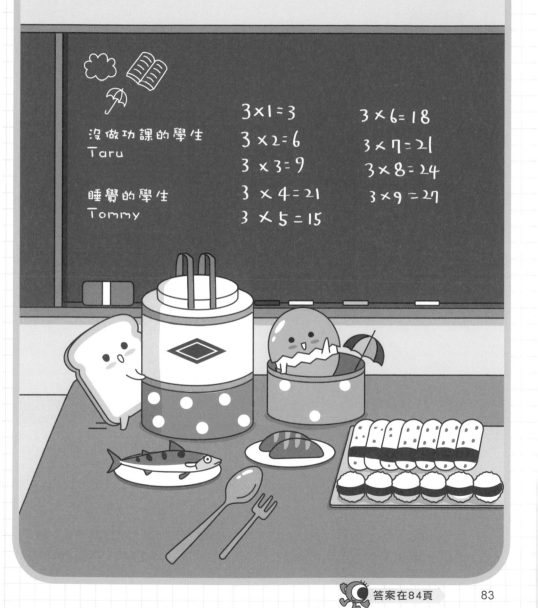

沒做功課的學生
Taru

睡覺的學生
Tommy

$3 \times 1 = 3$
$3 \times 2 = 6$
$3 \times 3 = 9$
$3 \times 4 = 21$
$3 \times 5 = 15$

$3 \times 6 = 18$
$3 \times 7 = 21$
$3 \times 8 = 24$
$3 \times 9 = 27$

答案在84頁

78-79頁

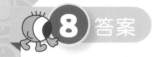

80-81頁

壁紙花紋

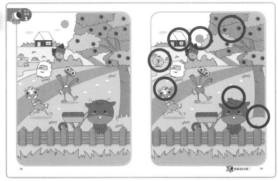

82-83頁

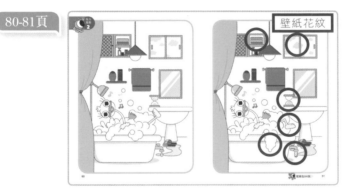

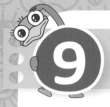

⑨ 找出符合條件的事物

　　雖然只是型態、顏色或情況稍微不同，但要找出符合條件的事物，不只需要優秀的視力，還需要敏銳的觀察。這是跟前面只是找出相同的東西配對，或指定事物的視力運動比起來，更要求腦力的活動。此外，也需要有細心觀察、記住條件的能力。

　　視力好即是能區分事物、擅長辨別，而這必須跟用眼睛看並識別的腦部活動一起運作。也就是說，能培養仔細觀察並區分用眼睛看到事物的運動，比好的視力更需要磨練。

視力運動方法

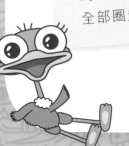

請找出拿著水果的鴕鳥。請將符合條件的全部圈起來。

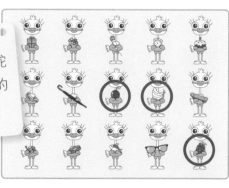

⊕ 請找出在流眼淚的鴕鳥。

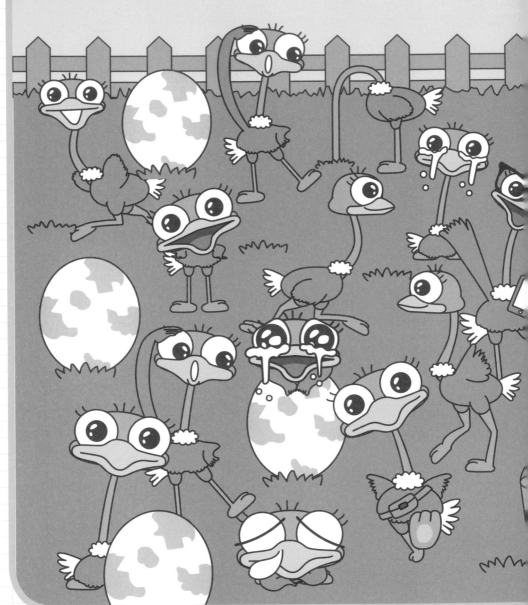

86

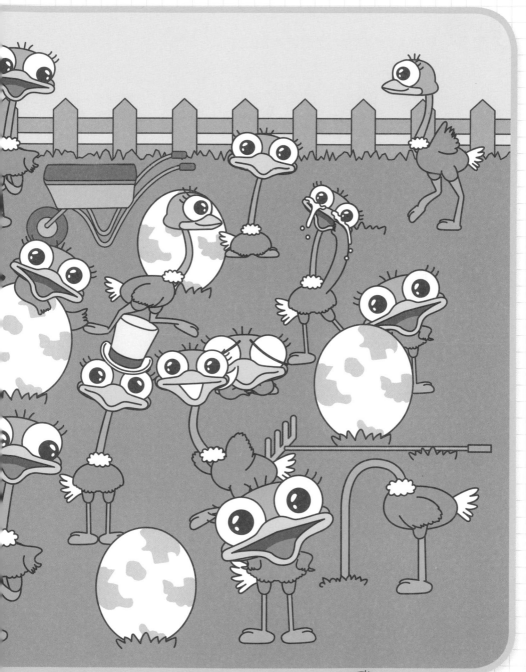

✛ 請找出只閉一隻眼睛的貓。

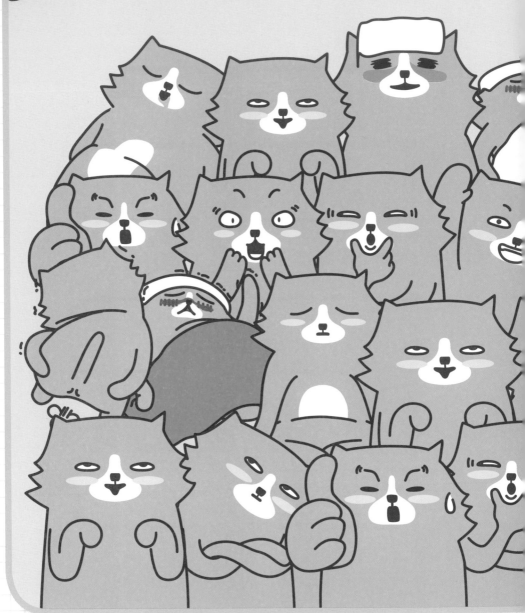

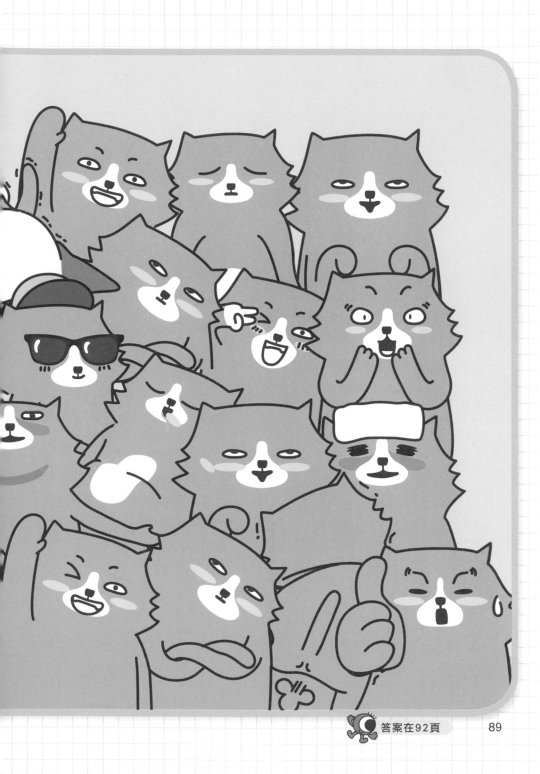

答案在92頁

⊕ 請找出拿著杯子的貓。

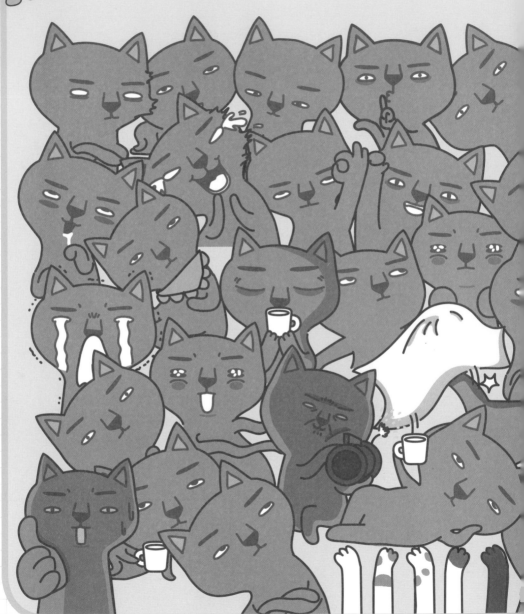

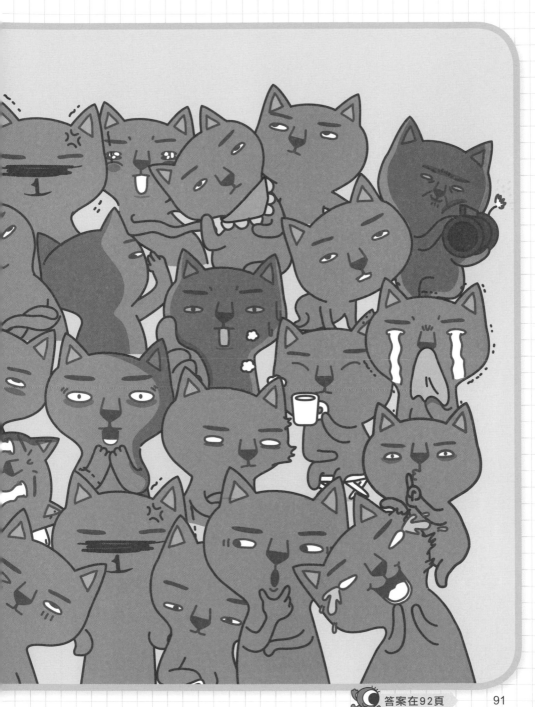

答案在92頁

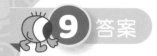
86-87頁

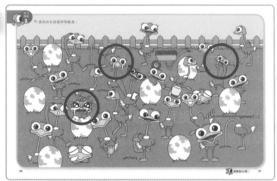

88-89頁

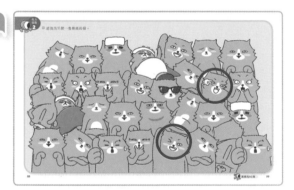

90-91頁

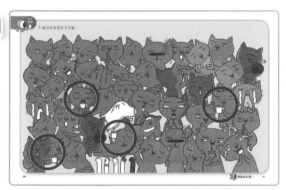

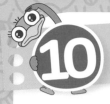

10 找出藏起來的東西

　　你必須將用眼睛看的視覺跟用頭腦思考的知覺合起來才看得清楚。人體是將身體的各部位組合起來後才能生存的。只有看的能力，也就是只有視力好的話，並不能說是好的視力。最終你必須好好綜合視覺跟知覺的能力才行。

　　這次我們要來練習視覺跟知覺的綜合活動。我們的腦部有將看不到的事物想成存在，並在補充之後讓自己相信看得到的能力。這是一種視錯覺。我們經常看的電影也是一種利用視錯覺的例子。雖然實際上畫面並沒有連接在一起，但透過快速轉動，看起來會好像連接在一起移動的感覺。

視力運動方法

找出藏在圖片裡的詞彙或圖片，並猜猜看是什麼詞彙或圖片。

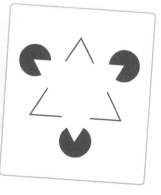

三角形！！

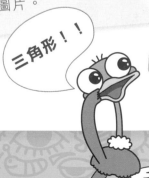

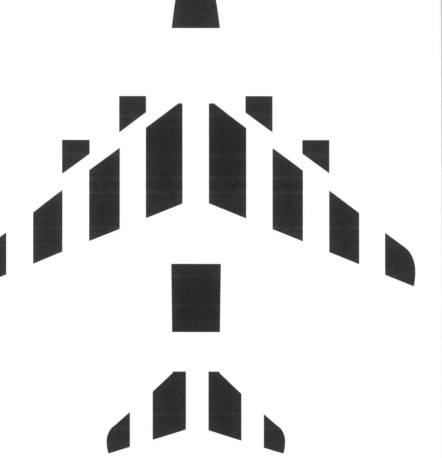

答案在100頁

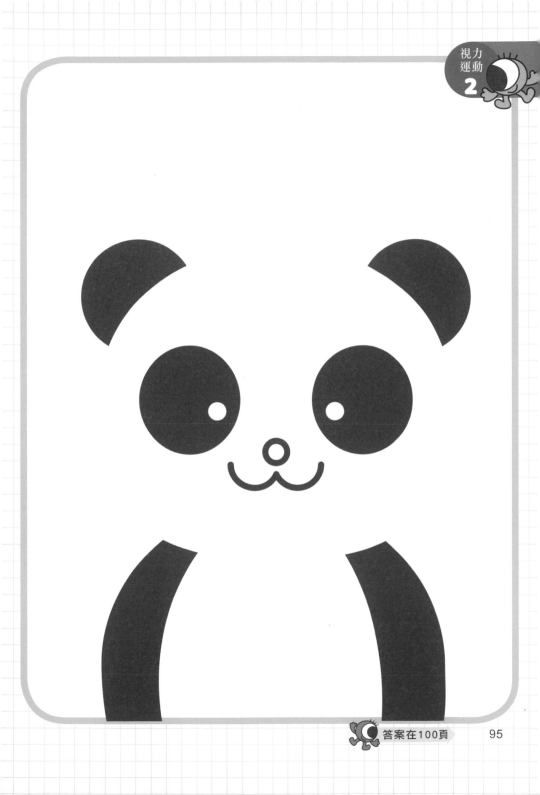

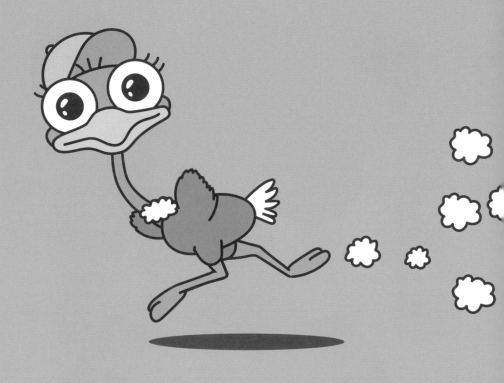

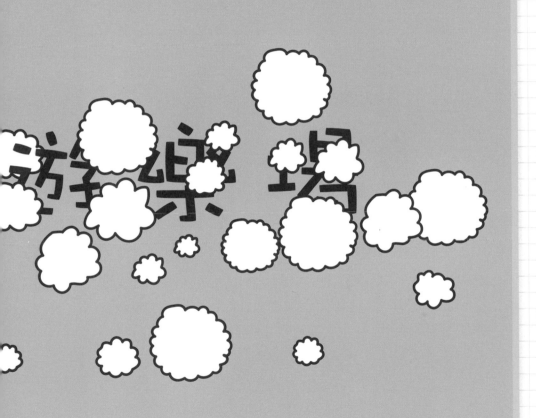

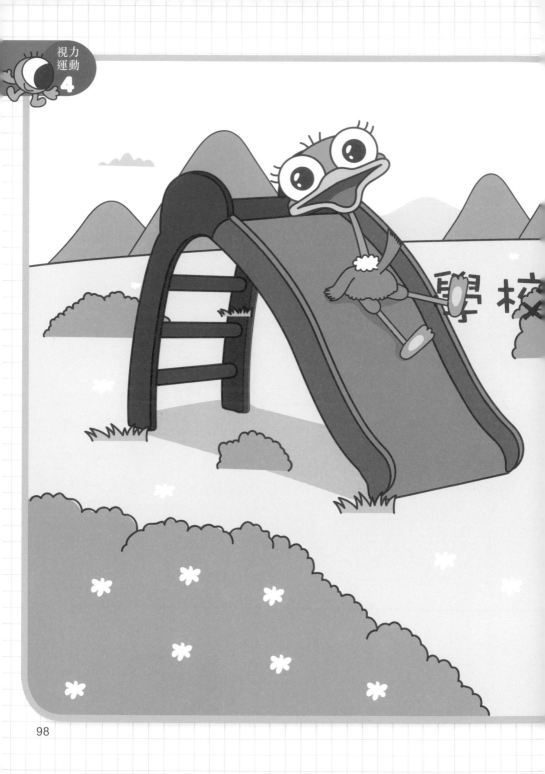

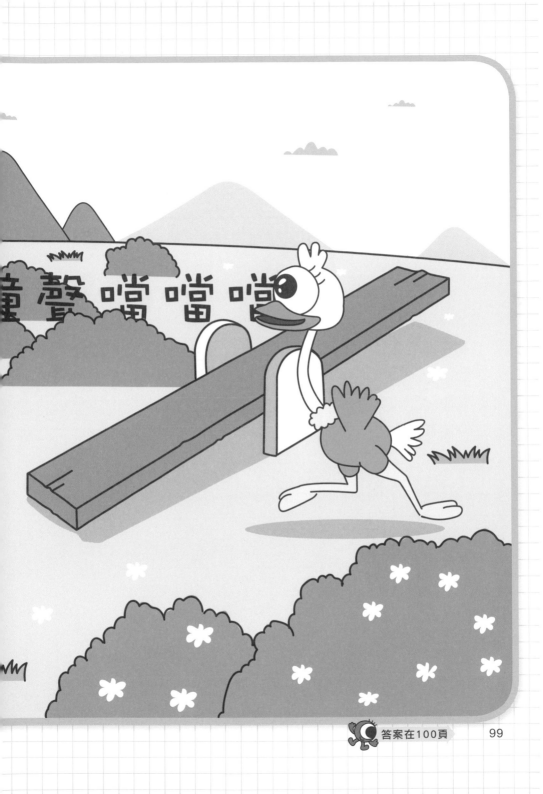

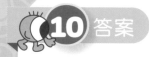 **答案**

94頁 飛機

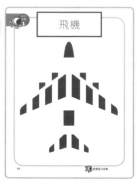

95頁 熊貓

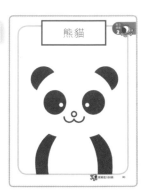

96-97頁

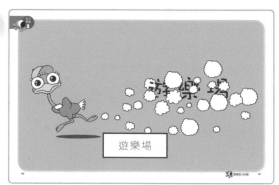

遊樂場

98-99頁

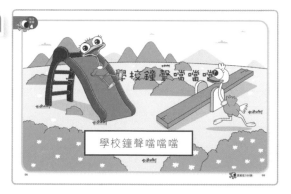

學校鐘聲噹噹噹

100

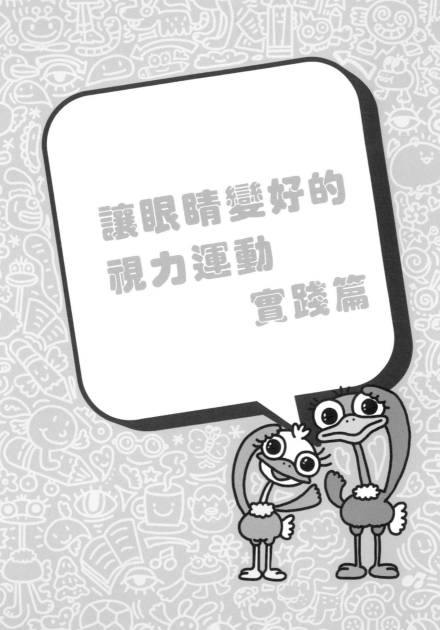

眼部肌肉運動
是必須的！

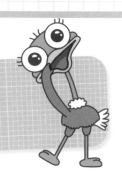

　　最近的孩子經常會近看手機、平板電腦等小畫面，導致水晶體變厚，因此對他們來說，能讓水晶體回復正常的眼部肌肉運動就十分重要。

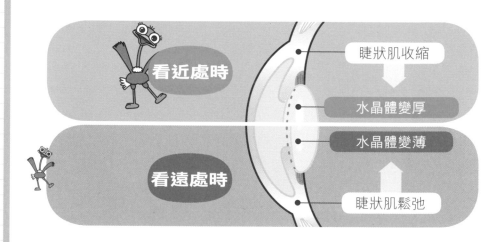

看近處時 → 睫狀肌收縮 → 水晶體變厚

看遠處時 → 水晶體變薄 ← 睫狀肌鬆弛

　　鴕鳥的行動研究顯示，他們左右視力的眼睛肌肉很堅固，因此我們研發出可以讓水晶體回復原本狀態的88運動、射箭運動、十字運動等等。我們會從下個章節開始介紹這三種運動方式。

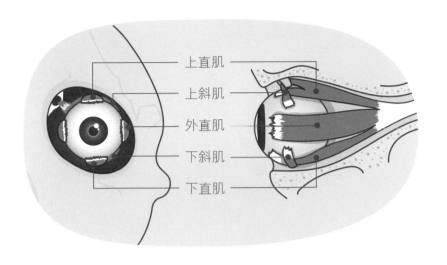

上直肌
上斜肌
外直肌
下斜肌
下直肌

　　每天訂下時間，反覆將三種眼部肌肉運動各做5分鐘，鍛鍊圖中六種（包含裡面的內直肌）肌肉，視力就會逐漸變好。

　　此外，眼睛感到疲勞時，可以做維持角膜水分的運動「眨眼」，以及讓眼睛附近血管的血流通、充分供給氧氣的「眼睛跟鼻梁間按摩」，對恢復眼睛疲勞與防止視力降低，有很大的助益。

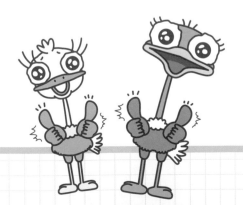

1 88運動

按照數字8的模樣,將眼球往上下、右邊、左邊移動,讓眼睛的肌肉變得堅固。

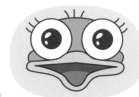

1 請放鬆看前面。

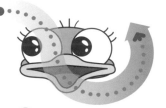

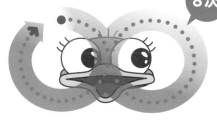

8次

2 將眼球按照數字8的模樣從左邊移到右邊。這個時候不要動到臉,只轉動眼球就可以了。請這樣重複八次。

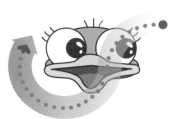

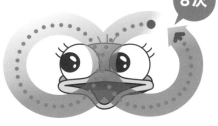

8次

3 反過來將眼球按照數字8的模樣從右邊移到左邊。請重複八次。

4 將眼球從上到下畫數字8
來移動。請重複八次。

5 將眼球從下到上畫數字8來
移動。請同樣重複八次。

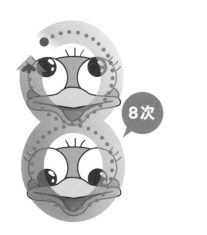

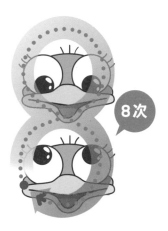

6 最後閉上眼睛30秒，放鬆眼部肌
肉

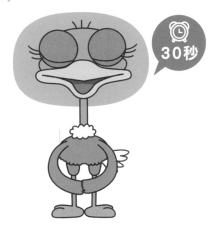

② 射箭運動

按照射箭的模樣移動眼睛後，再按照射箭的方向固定視線，來鍛鍊肌肉。

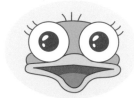

1 請放鬆看前面。

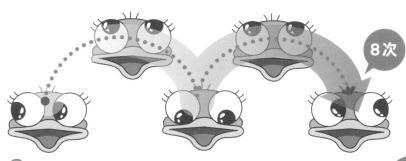

8次

2 從左邊到右邊，就像有兩座山峰一樣，畫出射箭的模樣並來回移動眼珠。請重複八次。

8秒

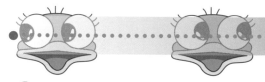

3 像跟著從左邊射出的箭的移動一樣，將視線轉向右方。之後就這樣固定視線8秒。這時眼睛可以眨沒關係。

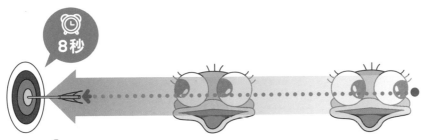

4 這次則是像跟著從右邊射出的箭的移動一樣，將
視線轉向左方。之後就這樣固定視線8秒。

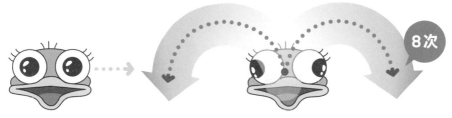

5 接下來先看著前面，然後將兩隻眼睛的焦距對準箭
頭，視線向外移動。請重複八次。

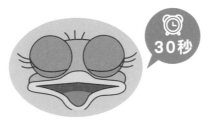

6 最後閉上眼睛30秒，放鬆眼
部肌肉。

③ 十字運動

按照對角線移動眼球，強化眼部肌肉。

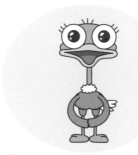

1 請放鬆看前面。

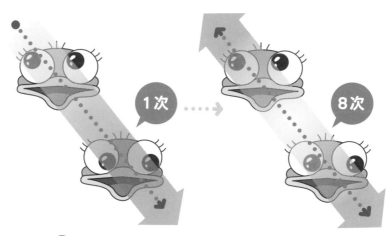

1次 ┄┄➤ **8次**

2 往左上看之後再往右下看。按著對角線來
回移動視線。請這樣重複八次。

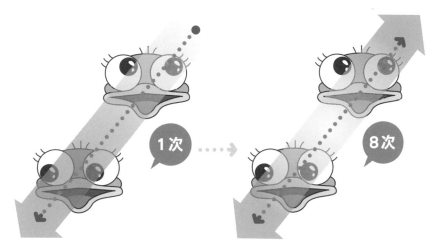

3 往右上看之後再往左下看。按著跟剛才相反的對角
線來回移動視線。請重複八次。

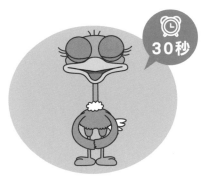

4 請閉上眼睛30秒，放鬆眼部肌肉。

4 眨眼

重複睜眼閉眼，讓眼睛裡面含著淚水。請按照運動方法進行。

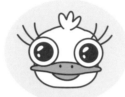

1 請放鬆看前面。

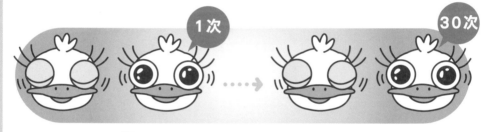

2 以最快的速度將眼睛閉上睜開，以這個為一組，做三十次。眨眼眨眼！

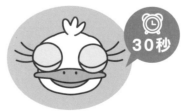

3 閉上眼睛休息30秒。

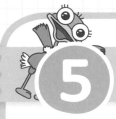

5 眼睛跟鼻梁間按摩

這個按摩是透過刺激淚腺跟神經，來讓眼睛含淚，降低眼部的疲勞。

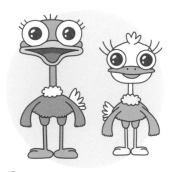

1 請放鬆看前面。

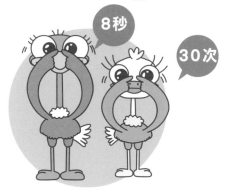

8秒

30次

2 用手在眼睛跟鼻子之間輕輕按壓8秒。這樣可以刺激淚腺跟視神經。請重複三次。

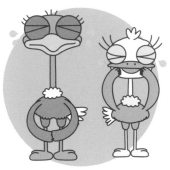

3 緊緊閉上眼睛，讓眼淚跑出來。

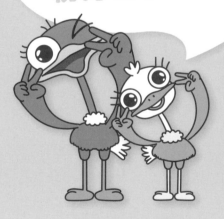